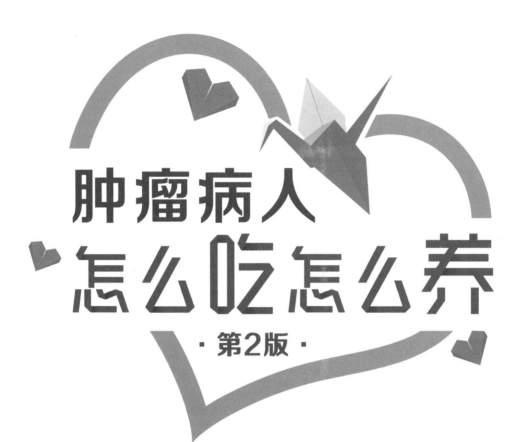

肿瘤病人怎么吃怎么养

·第2版·

刘鲁明　陈　颢　主编

U0226570

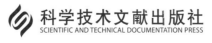

科学技术文献出版社
SCIENTIFIC AND TECHNICAL DOCUMENTATION PRESS

·北京·

图书在版编目（CIP）数据

肿瘤病人怎么吃，怎么养 / 刘鲁明，陈颢主编. —2版. —北京：科学技术文献出版社，2020.12

ISBN 978-7-5189-7511-2

Ⅰ.①肿… Ⅱ.①刘… ②陈… Ⅲ.①肿瘤—治疗 Ⅳ.① R730.5

中国版本图书馆 CIP 数据核字（2020）第 263019 号

肿瘤病人怎么吃怎么养（第2版）

策划编辑：薛士滨　责任编辑：钟志霞　周可欣　责任校对：张吲哚　责任出版：张志平

出 版 者	科学技术文献出版社	
地 址	北京市复兴路15号　邮编 100038	
编 务 部	（010）58882938，58882087（传真）	
发 行 部	（010）58882868，58882870（传真）	
邮 购 部	（010）58882873	
官方网址	www.stdp.com.cn	
发 行 者	科学技术文献出版社发行　全国各地新华书店经销	
印 刷 者	北京时尚印佳彩色印刷有限公司	
版 次	2020 年 12 月第 2 版　2020 年 12 月第 1 次印刷	
开 本	710×1000　1/16	
字 数	175千	
印 张	12	
书 号	ISBN 978-7-5189-7511-2	
定 价	36.80元	

版权所有　违法必究

购买本社图书，凡字迹不清、缺页、倒页、脱页者，本社发行部负责调换

《肿瘤病人怎么吃怎么养》编委会

主　编　刘鲁明　复旦大学附属肿瘤医院

　　　　陈　颢　复旦大学附属肿瘤医院

编　委　解　婧　复旦大学附属肿瘤医院

　　　　宋利斌　复旦大学附属肿瘤医院

　　　　陈雷华　复旦大学附属肿瘤医院

　　　　张秀梅　复旦大学附属肿瘤医院

　　　　吴青松　北京四惠中医医院

　　　　牛怀印　北京四惠中医医院

　　　　常青芸　北京四惠中医医院

　　　　牛玲玲　北京四惠中医医院

　　　　贾英才　北京四惠中医医院

　　　　甄　晴　北京四惠中医医院

　　　　索卓瑶　北京四惠中医医院

自　序

　　肿瘤患者怎么吃怎么养，一直困惑着患者、家属及其亲朋好友们，甚至还有一些基层医务工作者，作为专业工作者也经常为肿瘤怎样才算治愈争论不休。

　　一贯以来，说到人类机体中"癌瘤"细胞，肿瘤专家总是千方百计地想杀死它、消灭它，于是手术、化疗、放疗等手段成了如今治疗恶性肿瘤的常规手段，然而我们却困惑于这些"癌瘤"细胞为什么屡杀不绝？其实，这些治疗手段不但能杀灭"癌瘤"细胞，而且对健康细胞和机体也会造成很大的伤害，使患者的身体在治疗时不堪"重负"，治疗后经常复发、转移和对未来的生活产生长久的影响。疑问在不断地扩大，"敌人"在何方？

　　20世纪90年代以来，随着治疗手段的改进和许多新的高效低毒化疗药物的诞生，肿瘤患者的生存状况发生了重大改变，越来越多的带瘤患者获得了5年以上长期生存，并且生存5年以上的患者病情绝大多数趋于稳定。肿瘤患者如何生存（"带瘤生存"）已经成为我们必须面对的重要临床课题。然而，我们仍然困惑于这些"癌瘤"细胞为什么复发、转移或长期不变？医生和患者都没有从思想上做好准备，不知如何与这些"敌人"和平共处，心中的阴影长期挥之不去，给机体所带来的伤害和对未来生活的长久影响对人们伤害巨大。心中的疑问在不断地扩大，难道癌瘤是关在患者体内判了无期徒刑的"犯人"？如果是"犯人"，那么谁来当劳教"所长"？怎样对待这些"犯人"，是等待"枪毙"还是"改造"？

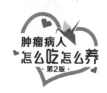

21 世纪以来，由于科学技术的飞速发展，人类基因图谱的完成，以及对人与自然界关系的再认识，使人们对"癌瘤"细胞有了新的认识。科学工作者更多地发现，"癌瘤"的产生与人们自身的不良生活方式、环境、情绪、遗传、衰老等因素关系密切。"癌瘤"似乎就是我们生命的一部分，只不过是过度的"工业废料"、富营养化的土地和湖泊河流。一切的一切似乎是那么不可避免，难道这就是一种人类生老病死的方式？我们似乎给肿瘤与人的关系赋予了更深刻的含义，即"癌瘤细胞与人类应该是共存的"；再直接一点说，"癌瘤细胞在，人在；癌瘤细胞亡，人亡"。也就是说，癌基因有可能是人体某些功能基因的过度表达、突变或失控，而这些功能基因则与人类智力、美丽和青春等密切相关。癌瘤细胞有可能是人生命活动阶段的一种方式，是人生命的一部分，就像我们人类大家庭的"儿子"或"孙子"一样。如果"儿子"或"孙子"被宠坏了，胡作非为不听话，我们该怎么办？

在上述思想的指导下，我们编写了《肿瘤科特色治疗技术》一书，介绍了目前常用的中西医治疗肿瘤技术，受到广大读者的欢迎。本书作为前书的姐妹篇，收集了当前患者共同关心的一些问题，以怎么吃怎么养为中心，帮助患者一起消灭和瓦解"敌人"，囚禁和管教"犯人"，以及带教被宠坏了、胡作非为不听话的"儿子"或"孙子"，对肿瘤治愈建立新的认识。

希望读者能够从阅读本书中获得恶性肿瘤防治的新的灵感和补益。

敬请各位有缘人在阅读和使用过程中提出宝贵意见。

特别感谢原西安中美合资长安医院肿瘤中西医结合科闫书印主任对本书做出的贡献。

刘鲁明
2012 年 10 月于上海

再版前言

时间如梭,《肿瘤病人怎么吃怎么养》(第一版)一书出版已经5周年了。人类在与癌症斗争的征途中不断进步。5年来该书受到了患者、家属、医务工作者及涉及健康事业各个部门的广泛关注,许多媒体做出良好的评价。

北京央广联合传媒评论:肿瘤患者的常规治疗与康复是一个世纪难题,而《肿瘤病人怎么吃怎么养》这本书很好地解答了健康医务工作者、癌症患者及家属等常见的一系列问题,本书可视作癌症患者必需的日常康复行动指南,对癌症患者的康复指导具有重要的科学价值、临床价值和社会价值。该书能够及时地帮助患者及其家属树立战胜癌症的信心,指导肿瘤患者怎么吃怎么养,从无知到有知再到明明白白治疗肿瘤,从最初彻底消灭肿瘤到最后带瘤生存思想的转变,与患者在抗癌道路上共同前行。

中国中央电视台《中华医药》栏目:上海复旦大学附属肿瘤医院中西医结合科刘鲁明主任,参与拍摄的《中华医药》之《我和肿瘤的持久战》于2019年4月13日在中央电视台中文国际频道播出,讲述了肿瘤患者在饮食及病后康复中应当怎么吃怎么养的各种健康问题,受到了观众的好评。

上海东方卫视星尚传媒(SMG)评价:中国肿瘤发病率每年以10%速度递增,了解肿瘤的预防和治疗越来越重要,《肿瘤病

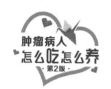

人怎么吃怎么养》一书无异于是广大读者"传道、授业、解惑"的精神导师:"传道"——摆正医务工作者、肿瘤患者及其家属等对肿瘤治疗的正确认识,如何与癌肿和平共处,少走弯路。"授业"——在肿瘤治疗的临床实践过程中,提出新的实施方法和道路新构思;在饮食和生活方面如何吃、如何养,为患者及其家属积极寻求全面的健康保护。"解惑"——在肿瘤诊治的理念上,为解决读者困惑指明了新方向,是广大读者的福音。

《肿瘤病人怎么吃怎么养》一书主编单位复旦大学附属肿瘤医院于 2013 年开辟官方微博,每逢重要节气都会推出不同癌肿患者怎么吃怎么养的时令康复指导文章,多家影视媒体进行不同视觉的录制和报道,如 CCTV-4《中华医药》、上海星尚传媒《都市频道》《医悦汇》《上海科技报》《上观新闻》《海上名医》等,以及在腾讯、优酷、土豆等平台网络视频播出后,反响热烈。

科学技术文献出版社也给予了高度评价"授人以鱼,不如授人以渔"。该书在饮食、生活、预防、治疗、中医、西医等多个方面科学性地阐述了什么是肿瘤?怎样与肿瘤和平共处?肿瘤患者就医禁忌;肿瘤也可自查;防治肿瘤必知的生活细节;中医疗法为您树起防癌屏障;常见肿瘤的预防方法;中药标本兼治效果好;西药用对见效快;关键时刻如何自救等内容,对广大肿瘤基层医务工作者、患者及其家属正确认识肿瘤,做好肿瘤自查和一级预防,从源头上降低肿瘤发病率至关重要。

大家一致反映,国内外大多数同类科普书籍仅仅是单纯地介绍肿瘤疾病的发生、发展及治疗,其中大部分是针对怎样治疗肿瘤而忽略肿瘤患者本身,医学术语较多,患者接受度低。其实,肿瘤和肿瘤患者密不可分!《肿瘤病人怎么吃怎么养》一书与国内外同类科普主要区别在于：在运用通俗易懂的语言介绍肿瘤发生、发展的同时，更主要地讲述肿瘤患者在日常生活中除了治疗肿瘤还要正确认识怎样对待肿瘤，怎样养护肿瘤。从身体和心理上来说，肿瘤患者既承载了身体上的肿瘤，又承受着心理上的肿瘤。因此，怎样解决患者治疗与养护这两个层面肿瘤康复的实施过程，是非常艰难且漫长的。对此，本书提供了很好的蓝本和介绍。

总之，此书得到广大患者热烈的响应，有的表示"身体得到了康复，精神和体力上趋于平稳"；有的患者提出本书主编"医道思想神奇应予以保留及发扬光大，是中华民族的宝贵财富""给了患者第一个五年，现在向第二个五年前进"。总之，此书内容的推广，受众者达数以千万人次，无数患者因此消除了恐惧心理，增强了战胜疾病的信心和力量，产生了重大的社会意义。

鉴于此，根据许多读者意见，并在科学技术文献出版社的支持下，我们与北京四惠中医医院合作对全书重新修订，使其更适合各中医医院肿瘤患者的康复治疗和管理参考。

希冀我们的努力继续给大家带来福音。

编者
2019 年 8 月 19 日

前　言

战胜癌症的战略准备

近年来，全世界范围内恶性肿瘤（俗称癌症）的发病率越来越高，已经成为人类最致命的死亡杀手。在中国，癌症的发病人数也在逐年递增。事实上，由于科学技术的进步，癌症已由"不治之症"悄悄地成为我们日常生活中的常见病与慢性病，就像高血压、糖尿病等疾病一样。因此，癌症患者怎么吃怎么养，将会越来越重要。

癌症并非想象中那般可怕，癌症患者也并非只能束手就擒，我们可以通过改变战略战术，迂回地与其做斗争。正确认识癌症的发生与治疗后，癌症患者及其家属要做好长期作战的准备，共同培养乐观、正确的生活态度，树立积极、必胜的信念，营造一个轻松、快乐的生活环境。

患上癌症，有几件事应努力去做：

1. 要求患者和家属积极、乐观、主动

积极、乐观、主动的精神是一切治疗的开始。老百姓中间流传着一种说法，"癌症患者1/3是吓死的，1/3是用药过度患者无法耐受而死的，最后1/3才是治疗无效而死的；而正因为这最后的1/3无法治愈，造成了另外2/3的死亡。"这话虽无根据，但确实部分反映了精神和体质因素对癌肿治疗不可忽视的影响。

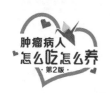

　　中医学认为，突然强烈的精神刺激或反复持久的情志刺激，可使人体脏腑功能受损伤，气机逆乱，气血阴阳失调，从而发病。《素问·上古天真论》说："恬淡虚无，真气从之，精神内守，病安从来。"中医学中有七情所伤可以"致病"、情志调整可以"治病"的论述。现代医学心理学家的许多调查研究也证实了精神因素与恶性肿瘤的密切关系，有人指出，影响癌症发生的重大生活事件一般先于癌症起病6~8个月，而忧郁、失望、悲哀可能是癌症的先兆。已有的研究还发现，死亡、离别的悲哀、忧郁和焦虑，在癌症发病前1年左右就可以见到。浙江中医药大学王泽时教授的动物实验也表明：将荷肉瘤180小鼠置于紧张环境中（如猫的不断惊吓），肿瘤发展速度较正常环境下快得多。

　　临床上，许多患者得知自己患上癌症时，会表现出恐惧与焦虑、怀疑和接受、孤独和抑郁、愤怒与仇视等各种不良情绪变化。有一种"想象疗法"，可以在医生指导下自我进行，患者把某一种观念暗示给自己。比如想象自己如何战胜了癌症，已经战胜了癌症等，这样有可能使体内的免疫功能得到改善。

　　日常生活中，患者还应努力择其乐而从之，迁其忧而弃之，不要因患上癌症带来诸多变化而怨天尤人、多愁善感、厌世悲观、忧郁沉闷，应该努力培养"恬淡虚无"的生活态度，避免过度的情绪变化和精神刺激，做到开朗乐观、宽宏大度、不以物喜、不以己悲，遇事"泰然处之"，使自己有良好的"应付能力"。

　　2. 不急不躁，制订5年"作战"计划

　　对待癌症这样的顽固慢性病，患者需要平和心态，医生也应该努力为患者制订全程治疗方案（暂且定为"5年治疗方案"），并将可能的治疗过程告诉患者，使患者获得最大的自信心。战胜病魔需要的是时间，需要的是智慧及信念，需要的是各方的通力合作，就如同行军打仗一般。著名的中医学家徐大椿就提出过"用药如用兵"的说法，他认为治疗疾病的每一步，都应根据当时的情况制定不同的作战方针，因人、因地、因时制宜。

癌症患者其实是整个治疗过程中的主导者。若把治疗癌症的过程看作是一次漫长而艰苦的战役，医生只是参谋长和（或）作战部长，主要提供行军打仗的战略战术等谋略和执行战斗命令；患者的丈夫或妻子是政委，协助司令共同定夺进退大权；子女应是副司令或副政委；而患者本人才是统帅全军的总司令，掌管并操控生死的兵权，选取参谋长的方案，根据自己部队的实际情况，确定最合适的作战部长和具体的作战方案，并且指挥作战。患者不要因为某些症状始终得不到缓解而丧失信心，而应在医生［参谋长和（或）作战部长］的帮助下，统观全局，明白5年抗战过程中可能出现的关卡、出现的时间，以采取各种预防和应对措施。

这种现代的治疗模式，可以让患者自己参与到疾病的治疗过程中并担负责任，提高他们对自身疾病的认识，加强参与感，真正做到对自己的生命负责，让他们的情绪由低迷、消极、急躁转变为主动、积极、不急不躁；同时也加强了医患之间的沟通，增进相互理解与合作。

3. 树立正确的治疗态度，懂得分辨真假

很多人一旦患上癌症，患者和家属就自然而然地将所有事情都拱手交给了医生，把医生当作"神仙"。对自己的病情、以往的治疗过程、检查结果都不太了解，认为这些都只是医生的事，医生只需告诉他们怎样服药、怎样治疗、生命还剩多久即可，这样是难以与医生进行深入交流的。其实不然，患者应在治疗过程中

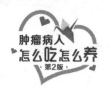

始终保持主导地位，担当司令的职责，选择并引导医生为自己看病。这有可能就是历来所谓"求医"的真谛。因此，患者每次就医时，都要抓住就诊的重点，将当前最为困扰的症状、最需要解决的问题、要达到的疾病治疗期望值、经济上可以投入治疗的预算、希望在哪里进行治疗等都告诉医生。初诊患者可以选择时间相对宽裕的就医方式，有充分的时间认识和了解自身疾病，并与医生共同商讨最佳的、最适合自己的治疗途径。作为一种慢性病，癌症需要的是时间，需要的是医患之间的相互磨合与摸索，需要的是患者的毅力与耐力，当然还需要必要的经济支持。

患了癌症，"病急乱投医"的心理自然在所难免，而许多不良商家正是抓住了患者的这种心理，受保健品市场巨大利润的驱使，利用漫天的虚假广告蒙住消费者的双眼，欺骗癌症患者。我们知道，药品与保健品的区别最主要是在于其中各种成分的剂量及使用方法，癌症患者往往在广告中看到与药品一样的成分，就误将保健品当作药品一样来服用以期商家承诺的奇效出现。最终，癌症患者不仅受到经济上的损失，还因此耽误了病情，赔了夫人又折兵，得不偿失。癌症目前没有特效药，这个世界没有万能药，只有接受专业的治疗，才有机会胜利。

4. 了解真实病情，切莫错失治疗良机

在我国，由于传统观念的影响，家属出于善意常会要求院方向患者隐瞒病情的真相，将生癌说成没生，将恶性说成良性，将晚期说成早期，这样也许的确会让患者得到暂时的心理安慰或平衡；但这样做且不说剥夺了患者的知情权，就于治病而言也是弊病甚多。在门诊时，经常会看到一些家属先进诊疗室向医生提出对患者隐瞒病情的要求，出于尊重和理解，医生一般都会答应。

待诊治结束后，家属又先将患者支开，再告诉医生患者真正的病情，拿出事先藏好的真实检查报告，甚至还有记录着以往诊治经过的真实病历。这样的就诊过程，不仅扰乱了医生的正确判断，还使患者对自己的病情掉以轻心，治疗的依从性降低。另外，我们在临床工作中还发现，其实有些患者得不到家属及医护人员的真实交流，会误以为自己的病情比实际严重，反而加重了思想负担，甚至还可能对治疗产生消极或叛逆心理，从而错失治疗良机，让人扼腕叹息。所以，在就医之前，家属不仅应该向患者告知真实病情，还要做好患者的思想工作，详细解释。这样，医生才能和患者更好地交谈，不必躲躲闪闪，才能更好地帮助其解决困难，减少痛苦。

5. 耐心对待治疗过程中的不良反应

在癌症治疗中，患者会经常出现一些不良反应，其中任何一种反应都会让患者及其家属痛苦不堪，丧失继续治疗下去的信心。或者由于放疗、化疗大规模消灭肿瘤细胞的同时，对正常机体细胞也造成了严重伤害，使患者正气受损，从而影响生活质量。

药物不良反应的发生与多种因素有关，如药物对细胞的作用、给药途径、体内的分布、组织内的活化速度及程度、组织内的灭活强度及速度等。同一种药物由于使用方法不同，其毒性表现也不一样。药物对机体的毒性还存在选择性，某些药物骨髓抑制重，但呕吐反应轻；某些药物呕吐反应重，但骨髓抑制轻。有些抑制骨髓的药物主要抑制白细胞生长，有些主要抑制血小板生长。有致吐作用的药物在发生作用时间、持续作用时间方面也多有不同。多药联合化疗时，杀癌细胞率通常有所增加，毒性往往也会增大。由于肝脏是药物的主要代谢器官，药物排泄主要是通过肾脏，其

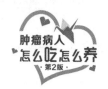

次是通过胆汁由粪便排出，因此，各种抗肿瘤药物都对肝肾有不同程度的损伤。不良反应分类方法有多种，按发生时间分类有急性毒性、亚急性毒性和慢性毒性；按转归分类有可逆性毒性和非可逆性毒性；按影响器官和系统分类有造血系统、胃肠道、肝脏、泌尿系统、心脏、肺脏、神经系统、皮肤及其附属器官、血管及其他特殊器官等；另外，还有变态反应、免疫抑制等。

中医药对肿瘤手术、放疗、化疗不良影响及毒副作用的治疗具有一定的优势及独特的疗效，如化疗造成的肝功能损伤，可以健脾化湿、疏肝和胃、调理气机，佐以解毒法治之，调理脾胃宜药取"轻灵性平味淡"，避免温燥壅补；对化疗造成的骨髓抑制，可以补气血、益脾肾，佐以活血化瘀治之；对放射性肺炎在早治守方的情况下以宣（宣肺）、降（降肺）、通（通肺络）、化（化痰），酌用清（清肺）、润（润肺）治之，并注意调肺兼调五脏等，均可收到较理想的疗效。其他如癌痛、顽固性呃逆、呕吐、纳呆等，在辨病辨证结合的情况下，除了运用中草药，还可以通过针灸、火罐、敷贴等中医的物理疗法达到一定的治疗效果，帮助患者解除肿瘤痛苦。

6. 恰当的自我康复治疗

（1）合理饮食与保健治疗。饮食调理对营养支持、功能恢复和体质增强有重要的意义。所谓"得谷者昌，失谷者亡"，要学会科学地"吃"，并不容易。饮食不节，饥饱失调足以伤人，一方面，"谷不入半日则气衰，一日则气少矣"；另一方面，"饮食自倍，肠胃乃伤"。癌症患者出现偏食某些食物，不注意多样化的情形是常有的。在临床上曾有一位胰腺癌患者病后连吃两只甲鱼，结果并发重症胰腺炎，抢救无效，活了不到 2 周。中医学认为，酸、苦、甘、辛、咸五味可以养人，但偏嗜也可以伤人。通俗地讲，"杂吃"比"挑剔地吃"好得多。不少癌症患者经常问医生："我多吃什么食物好?"其实"多吃"与"少吃"都是有度的。从一定意义上讲，不要强迫自己多吃什么或少吃什么，而应该是"想吃什么就吃什么"，五谷杂粮多样搭配，蔬菜、水果注意摄取，素食、荤食适度调整，使饮食"活泼多样"。

所谓"忌口"问题，经常受到患者和家属的关注。由于中医有"膏粱之变，足生大丁"之说，故有些资料提出了癌症的忌口问题，甚至强调忌口。我认为，对此不宜尽信，许多问题缺乏临床和试验研究。癌症患者应当注意多食清淡、易消化之品，少食过油腻、肥厚、烹炸之物，要根据自身的具体情况灵活对待，以不偏嗜为要，而过分强调忌口，则不利于营养摄取。

（2）保持适度起居和锻炼。癌症患者在治疗和康复中应注意起居有常，不妄作劳；要慎起居，适气候，避邪气。一要注意"动静结合""劳逸适度"。动要多样，包括体育锻炼、气功、太极拳、舞蹈等；静要"调神"，既要注意过劳则气耗，又要警惕过逸则气壅。二要注意循序渐进，不宜操之过急，要注意欲速则不达。三要注意持之以恒，特别值得一提的是，当身体出现某些不适或病情有反复迹象时，应及时就诊，不能盲目锻炼。四要注意与情志调整相结合，把"练身"和"练心"有机结合起来。

（3）坚持药物调理：癌症康复治疗中症状的康复，包括肿瘤治疗中难以避免地对身体的某些损伤的恢复，还要注意依赖药物调理。要让患者明白，癌症是一种慢性病，需要长期治疗（5年治疗）、预防复发和转移，加上放疗、化疗的不良影响及毒副作用，长期的药物调理必不可少。

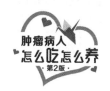

许多癌症患者在治疗 1 年半后出现厌治现象，这是患者及其家属和医生都应该注意的问题，应提前做好思想准备。

（4）科学进"补"药。癌症患者在康复治疗中，常常涉及"补"的问题。这一方面是因为不少患者确实不同程度地存在着"虚"；另一方面不少补药有免疫调节作用，通过扶正可以抑癌，因此使补法的运用比较广泛。

癌症患者需要注意的是不能滥补。有些患者一进秋冬季节，就要求医生为其进补，甚至自己"偷偷"地补，最后反而加重了病情。这就违反了中医理论中虚则补之的原则，补的邪气留连体内不出。

我的导师于尔辛教授（复旦大学附属肿瘤医院）认为，在癌症治疗中，调补脾胃十分重要。脾胃为后天之本，气血生化之源，癌症常常由于脾胃损伤而发生，癌症治疗过程中又常常损伤脾胃。因此，在癌肿的治疗和康复中，脾胃调理的重要性就显得更为突出。调理脾胃宜以甘淡药物为主，"避壅补，远滋腻"，并应注意缓调，不可猛补。另外，还应注意"药补不如食补，食补不如神补"的观点。

在癌症治疗与康复中，科学、正确地使用补药以增强患者的体质，顺利克服癌症，是医患双方都应注意的问题。

尽管到目前为止，人类对癌症仍然充满未知，但并非束手无策。科学工作者已经注意到，不良生活方式（包括饮食和起居等）、不良情绪、不佳身体状态和不良遗传与癌症发生有着密切的关系。我们希望本书能够让医生帮助癌症患者在诊治时做出正确、有益的决定，与家人、医生一起共同制订长期的、相应的计划，重新培养卫生健康的生活方式和习惯，克服不良情绪，保持最佳身体状态，最终顺利战胜癌症。

　　要根除肿瘤，让它永远不复发，在目前看来并非易事，"带瘤生存"也已经被越来越多的人认可。带瘤生存的患者能生存多久呢？5 年？10 年？20 年？……也许这个年限就掌握在自己手里。人类在征服癌症的过程中，中医思想与现代科学文明的碰撞，必将给我们带来最终克服癌症的新智慧。

刘鲁明

2013 年 4 月 16 日

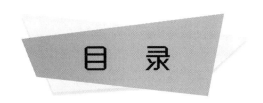

目　录

Part 1　正确认识肿瘤，明明白白治好病 ……………………………………… 1

1. 什么是肿瘤 ………………………………………………………………… 3
2. 肿瘤是怎样形成的 ………………………………………………………… 5
3. 肿瘤对身体的危害有多大 ………………………………………………… 6
4. 良性肿瘤和恶性肿瘤傻傻分不清楚 ……………………………………… 7
5. 对付恶性肿瘤有哪些方法 ………………………………………………… 10
6. 肿瘤容易盯上哪些人 ……………………………………………………… 11
7. 肿瘤发生有哪些征兆 ……………………………………………………… 13
8. 浅谈肿瘤的预防 …………………………………………………………… 14
9. 肿瘤患者就医前要做好哪些准备 ………………………………………… 15
10. 肿瘤患者就医有哪些禁忌 ………………………………………………… 17
11. 肿瘤患者常有哪些疑虑 …………………………………………………… 18
12. 不同肿瘤治疗手段有哪些优缺点 ………………………………………… 20
13. 肿瘤治疗期间要注意什么 ………………………………………………… 21
14. 肿瘤的三级预防方案是什么 ……………………………………………… 21
15. 做好肿瘤自查，提早预防是关键 ………………………………………… 22
16. 如何看懂自己的化验单 …………………………………………………… 22

Part 2　科学饮食防治肿瘤，吃出健康与长寿 ……………………………… 27

1. 选对饮食，吃掉癌症，癌症预防从饮食开始 …………………………… 29
2. 癌症患者莫偷懒，饮食原则要遵守 ……………………………………… 29
3. 忌口，癌症患者有必要 …………………………………………………… 30
4. 癌症患者饮食有要求，合理、均衡是关键 ……………………………… 31
5. 癌症患者初期、中期和晚期，食疗要求大不同 ………………………… 32

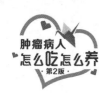

6. 看看胃癌、肺癌、肝癌、食管癌患者的饮食 …………… 33

7. 癌症患者食谱有讲究，配制得当很重要 …………… 34

8. 不可不知的营养素 …………… 34

9. 预防肿瘤，营养功效不可小觑 …………… 36

10. 粮食类防癌抗癌食物 …………… 39

11. 蔬菜类防癌抗癌食物 …………… 42

12. 黑色防癌抗癌食物 …………… 50

13. 坚果类防癌抗癌食物 …………… 51

14. 水果类防癌抗癌食物 …………… 53

Part 3　防治肿瘤必知的生活细节 …………… 55

1. 癌症患者日常起居的五大注意事项 …………… 57

2. 不良基因＋外界刺激＝癌细胞 …………… 57

3. 防癌两步走，缺一不可 …………… 60

4. 自我按摩防癌法 …………… 60

5. 防癌散步法 …………… 61

6. 打败肿瘤，心理疗法不可缺 …………… 61

7. 肿瘤是否会传染 …………… 63

8. 肿瘤患者是否能够生育 …………… 64

9. 癌症患者能不能过性生活 …………… 65

Part 4　老中医教您防治肿瘤 …………… 67

1. 防治肿瘤，中医也拿手 …………… 69

2. 带您认识中医的按摩疗法 …………… 69

3. 恶性肿瘤按摩疗法的 3 个根本 …………… 70

4. 癌症患者如何采用按摩疗法来预防保健呢 …………… 71

5. 食管癌的按摩疗法 …………… 72

6. 卵巢癌的按摩疗法 …………… 72

7. 谈谈拔罐疗法抗肿瘤 …………… 73

8. 唠唠中医特色疗法之一——刮痧 …………… 75

9. 扯痧疗法，您知道吗 …………… 78

10. 什么是揪痧疗法 …………… 78

11. 什么是放痧疗法 …………… 79

12. 什么是挤痧疗法 ·························· 80

13. 除痧疗法的禁忌证与注意事项 ·········· 80

14. 艾灸疗法，方便又有效 ················ 81

15. 教您艾灸疗法治胃癌 ··················· 84

16. 什么是敷贴疗法 ······················ 85

17. 敷贴疗法的六大注意事项 ·············· 87

18. 针刺辅助治疗癌症 ···················· 88

19. 历史悠久的足浴疗法 ·················· 89

20. 学学药枕疗法 ························· 91

21. 现代火针疗法——高能聚焦超声刀 ····· 92

Part 5　癌症患者的四季养生 ················ 95

1. 什么是春季养生 ······················ 97

2. 春天如何保健 ························· 98

3. 什么是夏季养生 ······················ 99

4. 夏季如何保健 ························· 100

5. 夏季冰冻饮料莫多喝 ·················· 101

6. 什么是秋季养生 ······················ 102

7. 秋季养生贵在防燥 ···················· 103

8. 什么是冬季养生 ······················ 105

9. 冬季如何保健 ························· 106

10. 四时养生很重要，莫轻视 ············· 107

Part 6　专家教您全方位预防肿瘤 ············ 111

1. 脑癌的预防方法 ······················ 114

2. 鼻咽癌的预防方法 ···················· 115

3. 甲状腺癌的预防方法 ·················· 116

4. 食管癌的预防方法 ···················· 116

5. 肺癌的预防方法 ······················ 117

6. 乳腺癌的预防方法 ···················· 119

7. 胃癌的预防方法 ······················ 120

8. 结肠癌、直肠癌的预防方法 ············ 120

9. 肝癌的预防方法 ······················ 122

10. 胆囊癌的预防方法 …………………………………………… 123

11. 胰腺癌的预防方法 …………………………………………… 123

12. 肾癌的预防方法 ……………………………………………… 124

13. 膀胱癌的预防方法 …………………………………………… 127

14. 前列腺癌的预防方法 ………………………………………… 128

15. 卵巢癌的预防方法 …………………………………………… 129

16. 子宫内膜癌的预防方法 ……………………………………… 130

17. 宫颈癌的预防方法 …………………………………………… 130

18. 恶性淋巴瘤的预防方法 ……………………………………… 131

19. 恶性骨肿瘤的预防方法 ……………………………………… 132

20. 恶性黑色素瘤的预防方法 …………………………………… 133

Part 7　中药治疗，标本兼治显奇效 ……………………… 135

1. 中药治疗的用药原则及注意事项 …………………………… 137

2. 中药的煎煮方法 ……………………………………………… 138

3. 常见肿瘤并发症的中医治疗 ………………………………… 138

4. 治疗肿瘤及并发症，老中医向您推荐中成药 ……………… 145

Part 8　西药治疗，见效快但要科学用 ………………… 151

1. 西药治疗应遵循的原则 ……………………………………… 153

2. 西医治疗，专家为您答疑解惑 ……………………………… 154

Part 9　肿瘤患者关键时候要懂得自救方法 …………… 159

1. 癌症疼痛的自救方法 ………………………………………… 161

2. 出血的自救方法 ……………………………………………… 161

3. 发热的自救方法 ……………………………………………… 162

4. 紫癜或皮下出血的自救方法 ………………………………… 163

5. 腹水的自救方法 ……………………………………………… 164

6. 呃逆的自救方法 ……………………………………………… 164

7. 腹胀的自救方法 ……………………………………………… 165

8. 咳嗽的自救方法 ……………………………………………… 166

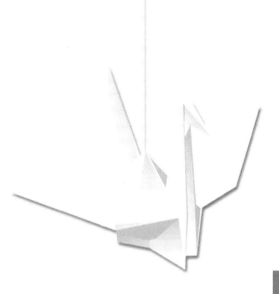

Part 1

正确认识肿瘤，
明明白白治好病

1. 什么是肿瘤

　　这是一个很简单但又很难回答的问题。因为肿瘤种类很多，很难用一句话来形容肿瘤为何物。其实，肿瘤就是身体上多长出的一块"肉"。肿瘤主要分为两大类，一类是所谓的良性肿瘤；一类就是"谈癌色变"的恶性肿瘤。因为人体长肿瘤的真正原因还没有找到，所以良性肿瘤和恶性肿瘤很难用定义去区分。良性肿瘤可以转成恶性肿瘤，恶性肿瘤得到有效控制对身体没有造成威胁，事实上也如同良性肿瘤。

　　我国古代自有文字记载以来，即有对肿瘤的叙述。殷墟出土的甲骨文中已有"瘤"字。在《周礼》一书中把周代专治肿瘤的医生称为"疡医"。我国最早的医书《黄帝内经》中即有不少类似肿瘤的记载，如"肠覃"（可能为现代肠癌）、"石瘕"（可能为现代甲状腺癌）、"乳岩"（可能为现代乳腺癌）等。西汉刘熙诸学者之《释疾病》等篇录记：嵒（音 yan）肿也，凸凹起伏如山岩不平者，谓之嵒。岩与嵒通用，在元代窦汉卿的《疮疡经验全书》中描述"捻之内如山岩，故名之，早治得生，迟则内溃肉烂见五脏而死"。宋朝东轩居士所著《卫济宝书》痈疽五发篇中说："一曰癌……"，首次使用了"癌"来描述肿瘤类的疾病。

　　中医学对肿瘤的病因认识在历代医书中记载颇多，认为肿瘤是由于阴阳失调、七情郁结、脏腑受损等原因导致气滞血瘀，久之成为"积聚"。在《黄帝内经》中认为肿瘤的病因是"营卫不通""寒气客于肠外，与卫气相搏""喜怒不适……温寒不时，邪气胜之，积聚乃留。"隋代巢元方认为肿瘤的发病还与脏器的毒物累积有关，在其《诸病源候论》中写道："诸脏受邪，初未能成为积聚，留滞下去，乃成积聚。"此外，认为肿瘤形成与体质盛衰有关的观点逐步提出，在《景岳全书》中记载"凡脾不足及虚弱失调之人多有积聚之病"，《医宗必读》中说"积之成也，正气不足，而后邪气踞也"。

　　西医观点提出，所谓肿瘤，是一种细胞的异常增生，这种异常增生除了表现为肿瘤本身的持续生长外，在恶性肿瘤还表现为对邻近正常组织的侵

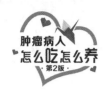
犯，以及经血管、淋巴管和体腔转移到身体其他部位，而这种转移往往是肿瘤致死的原因。上皮组织来源的恶性肿瘤——"癌"（carcinoma），以血运转移多见；而来源于间叶组织的恶性肿瘤——"肉瘤"（sarcoma），则以淋巴道转移为主。由于肿瘤细胞的"前身"是正常细胞，故两者的形态和功能有类似之处，即为肿瘤细胞的分化程度；但肿瘤细胞又不同于正常细胞，表现在一些低分化的肿瘤细胞表达特异性的抗原并具有内分泌功能，临床上利用肿瘤的这些特点对其进行诊断和治疗。

从分子水平看，肿瘤表现为核酸与蛋白质代谢的异常；从细胞水平看，肿瘤是一种生长失控、分化异常的细胞增生病。肿瘤主要分为两大类，一类是对人体危害小的良性肿瘤；一类就是"谈癌色变"的恶性肿瘤。人体长肿瘤的真正原因还没有找到，所以，良性肿瘤和恶性肿瘤还难以用定义准确区分。良性，个别可以转化为恶性；恶性，经过有效控制后，对身体不构成威胁了，事实上也可以长期生存，如同良性。

若想进一步了解肿瘤，还要引入细胞增生的概念。简单说，组织或器官内细胞数目增多的现象，就叫作增生。增生又分为生理性增生和病理性增生。因适应生理需要而发生，且其程度未超过正常限度者，称为生理性增生，如骨折愈合、手术后瘢痕愈合等。由病理原因引起的，超过正常范围的增生，称为病理性增生，如人们常说的骨质增生、前列腺增生、瘢痕疙瘩等。肿瘤就属于病理性增生的一种。一般来说，生理性增生对机体有利，而肿瘤性增生就有可能危及生命了。

1953 年人类发现了 DNA 的双螺旋结构，通过基因测序终于明白肿瘤是局部组织中的细胞在基因水平上失去对其生长的正常调控，导致其克隆性异常增生而形成的新生组织。肿瘤并不都是癌症，医学家根据异常增生所在的组织为其命名。过去乃至现在，医生都是通过肉眼观察肿瘤的形态、软硬度和数量来初步判断其良、恶性的，最准确的肿瘤良、恶性诊断当属组织病理切片检查。其实，这种组织病理切片检查仍然没有突破肉眼观察的界限，有很多客观因素和人为因素影响着肿瘤及其性质的诊断。

大家"谈癌色变"的癌症是来源于上皮组织的异常增生，而来源于神经上皮细胞的异常组织增生称为脑胶质瘤，来源于中胚层组织的异常组织增生是肉瘤，来源于骨组织的异常组织增生就叫作骨肉瘤，等等。还有很多不同叫法的肿瘤，它们都是恶性肿瘤，所以，癌症不是唯一的恶性肿瘤。

恶性肿瘤到底有多恶呢？这个问题没有答案。因为肿瘤细胞随时在变，人体发生肿瘤疾病是自身基因出现了问题，不是外来细菌和病毒侵犯机体引起的。在基因信号调控组织细胞有序更新的时候，如果出现了乱码，也许就会造成组织增生而发生肿瘤。医生利用肿瘤组织细胞的异型性来区别恶性程度，这是肿瘤异常分化在形态上的表现。异型性小，说明分化程度高；异型性大，说明分化程度低。区别这种异型性的大小是诊断肿瘤，确定肿瘤良、恶性的主要组织学依据，也就是我们通常说的高分化、中分化、低分化等，分化越低，肿瘤恶性程度越高。

简单归纳，什么是肿瘤？肿瘤就是异常组织增生，只待在局部不乱跑的肿瘤，也就是可控的异常组织增生是良性的；长得丑陋无比，到处乱窜，不可控的异常组织增生就是恶性的。良性肿瘤与恶性肿瘤之间有时并无绝对界限，有些肿瘤的表现可介于两者之间，称之为交界性肿瘤。

2. 肿瘤是怎样形成的

前面介绍了肿瘤只是人体组织细胞异常增生，不管是良性肿瘤还是恶性肿瘤都属于异常增生。那么是什么原因造成我们的组织细胞异常增生了呢？各路学者说法不同，也很难统一。因为肿瘤是一类全身性、慢性、基因性疾病，很多复杂的人体免疫、生理变化都参与其生成机制。有人说是外界污染、烟熏火燎造成的肿瘤，可是人们同在一个生存环境，有人患肿瘤，有人却没有。比如食管癌形成有统一的理由，但是河南某县食管癌患者比比皆是，经调查与饮食习惯无关。有人说鼻咽癌是吃咸鱼引起的，可是远在内地的南方人几代都没有吃过咸鱼，依然患上了鼻咽癌。全世界各种肤色的人，只有中国广东人是鼻咽癌高危人群。有人说吸烟会得肺癌，可是临床现状偏偏嘲弄了科学家，恶性程度高的肺腺癌患者，几乎都不吸烟，而且女人患肺腺癌最多。又有人说女人经常进厨房，烹饪时所弥漫厨房的油烟会导致肺腺癌，可是那些终身从事厨师工作的男人却很少患肺腺癌。人类发现了DNA，很多科学家又转向更深层的研究，发现60%以上凋亡的癌细胞中都有死亡的P53基因。于是，全世界都在热议这种P53基因与癌症的发生关系，都认为癌症是由于P53缺失而激活了肿瘤生长机制；但是，这一理论已被其原先

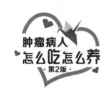

的倡导者自己推翻了。罗伯特·温伯格博士发现只有不到百万分之一的碱基复制错误后，他断言这不足以使细胞变异，难道又错了吗？有人根据基因学说，认为癌症可以遗传。但在 2005 年，约翰·门德尔松博士（MD 安德森癌症中心研究主席）说："任何声称这遗传研究，将是治疗癌症的关键都是不恰当的。"所以，即使家里出现了癌症患者，也无须全家人都惊慌失措，肿瘤并没有得到证实是否会遗传。

我们都想知道肿瘤是怎么形成的，但是，现代科学对肿瘤的形成机制还是停留在片面学科认识上，并不明确，也不完整。人类科学家的思维意识已经习惯于在疾病过程中寻找医治的方法，但是，在肿瘤形成机制不明确的前提下，任何关于肿瘤形成与治疗的结果都是要被质疑的。有一点很重要，我们人体生存在含氧的空间中，组织细胞如果缺氧就会发生各种难以预测的疾病。科学家奥托华宝教授在 1966 年诺贝尔经济学奖得主会议上指出，实验发现对约 35% 氧气呼吸作用的抑制，已经足以使细胞生长过程中发生这种转变。也许香烟中的尼古丁并不会导致癌症发生，遐想是否因为吸烟导致肺部严重缺氧而发生了肺部肿瘤呢？

我们人体防御疾病的长城是自身免疫系统，任何肿瘤的形成都与我们的免疫机制有直接关系。人体这个神秘的社会随时在变，正常细胞会转变成肿瘤细胞，而肿瘤细胞也会转为正常细胞，这种复杂的演变，即使是最好的肿瘤专家也难以摸清其中的奥妙。因为一种疾病必然有其一种发病原因，而肿瘤则是一类全身性、慢性、基因性疾病，并不是一种病。

3. 肿瘤对身体的危害有多大

肿瘤对身体的危害不完全在于肿瘤的性质，不管肿瘤是良性的还是恶性的，都不是患者病情轻重的原因。

人们一般会认为，一旦患上恶性肿瘤就意味着死亡的来临，其实很多良性肿瘤比恶性肿瘤还要可怕。例如，膀胱的乳头状瘤具有良性细胞形态，但容易复发，甚至很快会转变成恶性肿瘤。还有一些血管瘤绝对是良性的，但是很多血管瘤都没有包膜，与正常组织和血管界限很不清楚，如果单纯手术切除后也容易复发，一旦血管瘤突然爆裂造成大出血，随时会有生命危险，甚至造成瞬间死亡。

良性肿瘤发生在某些重要器官里，也会对患者身体甚至是生命带来威胁。例如，颅内良性肿瘤或者是低恶性的颅内肿瘤，由于肿瘤占位会压迫脑组织，阻塞或压迫脑室系统导致梗阻，故随时会出现生命危象。又如发生在心脏的间皮瘤，仅数毫米大小，但可引起心律失常而导致患者猝死。

恶性肿瘤就原发病灶或某单一病灶而言，其对身体的威胁如同良性肿瘤；但是，恶性肿瘤臭名昭著是因为肿瘤细胞会到处乱跑，瘤体本身没有什么包膜限制，长大到一定程度就会脱落，癌细胞顺着血液、淋巴液或自身重量坠落别处，形成医生常说的"转移"。如果恶性肿瘤原发病灶或者是复发转移的病灶，压迫或阻塞了生命脏器的重要通路，就会对人体形成很严重的威胁。整合医学综合治疗方案设计严谨的话，就能有效或高效地控制恶性肿瘤细胞不要到处乱跑，将不可控的肿瘤转化为可控的肿瘤，只要不造成生命脏器的功能衰竭，人就不会死亡。很多恶性肿瘤也不是不能治愈，如皮肤基底细胞癌本身生长非常缓慢，几乎不发生任何转移，经治疗后完全可以治愈。

良性肿瘤和恶性肿瘤并不是固定不变的。有些良性肿瘤如不及时治疗，可转变为恶性肿瘤，一般临床界定为，不管是良性还是恶性，肿瘤直径超过3厘米，就有可能恶性变，如卵巢肿瘤可恶变为卵巢癌。恶性肿瘤也可转变为良性肿瘤，如儿童的一种恶性肿瘤神经母细胞瘤就可转变为良性的节细胞神经瘤。肿瘤对身体危害的关键在于肿瘤体积的大小和所生长的解剖位置，我们常说，患肿瘤不可怕，可怕的是长得位置是否威胁生命安全，能否有效控制其不去多处生根发芽。也许与狼共舞、带瘤生存是最现实的安全所在。

4. 良性肿瘤和恶性肿瘤傻傻分不清楚

良性肿瘤和恶性肿瘤的区别是很明显的，但极早期的恶性肿瘤常不容易和良性肿瘤相区别。在脑、心脏等部位上的良性肿瘤，对生命也有严重的威胁；早期发现的恶性肿瘤经手术治疗，可以治愈，不会影响患者的生命。

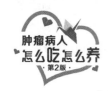

良性肿瘤和恶性肿瘤的主要区别大致有如下几点。

（1）良性肿瘤的生长速度缓慢，恶性肿瘤长得比较快。

（2）良性肿瘤不发生转移，恶性肿瘤很容易转移。

（3）良性肿瘤质地一般较软，多数有包膜和周围组织相隔，触诊肿瘤时，肿瘤有一定的活动度，表面较光滑，手术切除时，容易治愈，一般无全身症状。恶性肿瘤表面不光滑，质地坚硬，和周围组织的界限不清楚，常较固定，不易活动，手术时难以彻底切除，容易复发，患者常有消瘦、发热、食欲减退等全身症状。

（4）从肿瘤对人体的危害来讲，除极少数良性肿瘤可转化为恶性肿瘤外，一般地说，良性肿瘤仅有局部压迫症状，不危及患者生命，而恶性肿瘤能迅速破坏周围的组织、器官的结构和功能，广泛转移时，影响全身的功能，最后造成各系统的功能紊乱，直至衰竭。

良性肿瘤的瘤细胞在形态和功能上接近于相应组织的正常细胞，肿瘤多呈缓慢、膨胀性生长，压迫周围的正常组织，可以形成包膜，所以分界清楚。肿瘤在局部生长，产生压迫和阻塞等症状，但瘤细胞不会从原发部位脱落、转移到其他部位而形成新的转移瘤。因此，良性肿瘤大多数可被完全切除而不复发，能完全治愈，对人体危害较小。恶性肿瘤的瘤细胞结构和功能与相应正常细胞有较大差异，形态怪异，功能减弱、增强或丧失。肿瘤生长的速度快，常侵入周围的正常组织，分界不清。瘤细胞很容易从瘤体上脱落下来，通过淋巴管、血管或其他腔道运行到他处形成新的转移瘤。恶性肿瘤除了引起压迫和阻塞症状外，还可能合并出血、坏死、发热等。不少恶性肿瘤患者，尤其在疾病晚期出现极度消瘦的症状，称为恶病质。由于恶性肿瘤呈浸润性生长，难以完全切除，术后容易复发，而且肿瘤常常转移到局部淋巴结或向全身播散，难以彻底治愈，最终导致患者死亡。

值得注意的是，肿瘤是一种基因病，但并非一定是遗传的。它是指细胞在致癌因素作用下，基因发生了改变，失去对其生长的正常调控，导致单克隆性异常增生而形成的新生物。肿瘤组织无论在细胞形态和组织结构上，都与其发源的正常组织有不同程度的差异，这种差异称为异型性。异型性是肿瘤异常分化在形态上的表现。异型性小，说明分化程度高；异型性大，说明分化程度低。区别这种异型性的大小是诊断肿瘤，确定其良、恶性的主要组织学依据。良性肿瘤细胞的异型性不明显，一般与其来源组织相似。恶性肿瘤常具有明显的异型性。

　　由未分化细胞构成的恶性肿瘤也称为间变性肿瘤。间变是指恶性肿瘤细胞缺乏分化，异型性显著。间变性肿瘤具有明显的多形性，瘤细胞在大小和形状上有很大的变异，因此往往不能确定其组织来源。间变性肿瘤一般具有高度恶性。

　　大约20%癌症与病毒有关，而其中80%是子宫颈癌和肝癌。癌症是基因错误引起的疾病，一些病毒透过使宿主细胞的染色体组发生变异以诱发癌症，这些变异使宿主细胞的繁殖不受控制，首先是单个细胞产生异常变化而转变成癌细胞，接着这个癌细胞成倍增加。不久肿瘤继续长大，并且压迫周围组织，这个肿瘤并扩散至全身。值得庆幸的是，人体自身具有发现并修补或抵御及改变突变细胞的能力。尽管人体自身具有一定的抵御功能，一旦人体免疫功能下降，就可能导致无法有效地抵御并战胜这些癌变细胞。科学家已经发现愈来愈多的因素会影响正常的免疫系统功能，例如营养不良会降低免疫系统功能，污浊空气中的毒性物质容易造成免疫系统失调，导致诸如红斑性狼疮、风湿热及肾小球肾炎等自体免疫疾病。另外，在动物实验中，普遍利用食疗的观念以预防或减少自体免疫疾病的刺激损伤，以及治疗癌症。

　　屡弱的免疫系统能导致癌症的产生。在一般情况下，我们的免疫细胞会不停地在身体各处巡逻，杀死变异细胞，防止癌症的生成。有研究指出，屡弱的免疫系统无法快速识别和摧毁这些癌细胞，从而导致癌症在人体内无法控制地蔓延开来。人体的各个器官和组织都是由细胞组成的，这些细胞在正常情况下总是按照一定的方式和速度新生、成长、衰老、死亡，有规律地进行着新陈代谢，维持机体的正常功能，满足人体的生理需要。正常细胞的这种自动控制的特性，即使将细胞移到体外培养也不会丧失。但是，当人体长期受到某些因素的作用，如神经精神因素的刺激、激素水平的失调、免疫功能的低下及物理性、生物性、化学性刺激，机体的某些组织器官就会发生一系列质的改变，出现过度增生或异常分化而形成新生物。它与正常组织细胞不同，不按照人体正常细胞的新陈代谢规律生长，不受约束和控制，这种异常的细胞集团就是肿瘤。根据肿瘤的细胞病理形态、临床表现和预后不同，医学上把肿瘤分为良性与恶性两种，二者有着极大的不同。一般来说，良性肿瘤生长缓慢，绝大多数都是以膨胀性生长方式缓慢长大，能够存在几年甚至几十年。良性肿瘤周围有一层纤维性包膜完整地包在外面，与周围正常组织边界清楚，而且与周围组织多不粘连。良性肿瘤不会发生转移，在显微镜下观察，肿瘤细胞的形态比较成熟，与正常细胞比较接近。良性肿瘤患者一

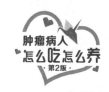

般没有明显症状，大多可以手术根治，不转移，较少复发，对人体危害较小。恶性肿瘤则恰恰相反，它的生长速度比良性肿瘤快得多，往往以浸润性生长方式不断地增长，侵入周围的正常组织和器官。肿瘤包膜不完整或根本没有包膜。它可以沿着血道或淋巴道转移，也可以发生种植性转移。在显微镜下观察，肿瘤的形态不成熟，与正常细胞截然不同。恶性肿瘤患者早、中期即可出现疲劳、低热、食欲缺乏、体重下降等症状，晚期可出现严重消瘦、出血、器官衰竭等恶病质表现，严重危及患者生命。

肿瘤虽有良、恶性之分，但这种区别也不是绝对的，不可一概而论。机体任何部位出现不明原因的肿块，虽然不要"谈癌色变"，但也应及时就医，及时治疗。

5. 对付恶性肿瘤有哪些方法

人们谈"癌"色变，往往认为恶性肿瘤是一种不治之症。其实不然，恶性肿瘤是可以治疗的，而且大多数早期癌症患者是可以得到治愈的，随着医学科学的发展，也有相当一部分晚期癌症患者可获得满意的疗效。得了癌症，一定要有乐观的心态，积极治疗、尽早治疗，拖延病情只能加速病情恶化。

目前，治疗癌症的方法有很多，主要有手术治疗、放射治疗、化学治疗、生物或免疫治疗等；另外，还有热疗、中医药治疗等。手术治疗就是通过外科方法将肿瘤及肿瘤周围受侵犯的部分、区域淋巴结切除以达到治疗的目的。放射治疗是通过高能的 γ 射线或 X 射线对肿瘤进行照射，杀死肿瘤细胞。化学治疗是通过化学药物的方法治疗恶性肿瘤。生物或免疫治疗是将生物制剂注射体内，调节机体免疫系统，在多种免疫因子的共同作用下，消除肿瘤的生长环境使肿瘤细胞死亡。中医药治疗癌症作用全面，适应证广，涉及中医技术抗肿瘤，改善患者免疫功能，减少放疗、化疗反应，预防复发转移等方面，对于肿瘤康复必不可少。

恶性肿瘤是一种全身性疾病，其发病原因不明，大多数恶性肿瘤需要进行有计划、有步骤的综合治疗，不能依靠某种单一的方法治疗，有的病种需要手术加放疗，有的需要放疗加化疗，有的需要手术、放疗、化疗三种方法都用或中医药预防复发转移及长期康复治疗。因此，在治疗过程中，患者应遵循医生的安排，积极配合治疗，确定 5 年甚至更长时间的治疗计划。

6. 肿瘤容易盯上哪些人

您知道吗？导致癌症发生的原因很多，如生活方式、饮食习惯、吸烟、酗酒、情绪、遗传基因及环境污染因素等，都与癌症的发生有着剪不断、理不清的关系。

（1）烟酒嗜好者：烟草和酒精是国际癌症研究机构公布的明确的 I 类致癌物。吸烟可能与以下癌症相关：肺癌、喉癌、食管癌、膀胱癌、肝癌、胃癌等。无论红酒、啤酒、白酒，只要含有酒精，就有致癌风险，饮酒与口腔癌、肝癌、食管癌、乳腺癌、结直肠癌相关。

（2）进食过快者和喜欢吃烫食者：进食速度过快，一方面，狼吞虎咽会使食管黏膜保护层遭到破坏，使其容易受到食物中所含有的各种致癌物的侵害而发生癌变；另一方面，进食过快，不能发挥唾液的抗癌作用，唾液是人体特有的抗癌剂。据研究，喜欢吃烫食的人易患食管癌。吃进滚烫的茶、汤、粥、羹之类的饮食，会灼伤食管黏膜，不断刺激食管上皮细胞，使之发生突变，突变细胞大量增生后即可变成癌组织。

（3）偏肉食者：摄入过多的动物脂肪是诱发某些癌症的因素之一。美国哈佛大学专家发现，每天以猪、牛、羊等畜肉为主食的女性患肠癌的比例比那些每月只吃几次肉者高出 2.5 倍；日本人目前每天的脂肪摄取量比 20 世纪 50 年代增加了 4 倍，伴随而来的却是癌症发病率的直线上升。

（4）维生素缺乏者：瑞士专家认为，体内保护性维生素低的人易遭受癌症的侵犯，如维生素 A 缺乏者患胃癌的危险增加 3.5 倍，患其他癌症的危险增加 2 倍多；维生素 C 缺乏者罹患膀胱癌、食管癌、肾上腺癌的危险增加 2 倍；在维生素 E 不足的人群中，唇癌、口腔癌、咽癌、肺癌、胃癌、肠癌和宫颈癌等患病率均增高。

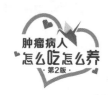

（5）肥胖者：哥伦比亚大学的研究表明，肥胖女性发生结肠癌的危险性比一般女性高2倍。美国癌症中心报告，腰部以上特别肥胖的女性患乳腺癌的可能性要高出正常者4～6倍。故对于体重超标30%以上的人，减肥便成为防癌的重要措施。

（6）高血压患者：医学专家对30万名男子的临床研究表明，高血压患者的癌症罹患率和死亡率为血压正常人的2倍多，积极防治高血压，同时也降低了患癌的风险。

（7）经常熬夜者：虽然癌症的发病机制至今尚未彻底弄清楚，但有一点可以确定，那就是睡眠不好也是一个危险因素，影响机体的昼夜生物节律。因为癌细胞是在正常细胞裂变过程中发生突变而形成的，而夜间又是细胞裂变最旺盛的时期，睡眠不好，人体很难控制细胞发生变异而成为癌细胞。熬夜者为提神而吸烟、喝咖啡，也会使更多的致癌物侵入体内。

（8）憋便者：最近研究发现，膀胱患癌的风险与尿液潴留的时间成正比。因为尿液中含有多种致癌物质，它们会刺激膀胱黏膜，诱发癌变。此外，大便有害物质多，如吲哚、硫化氢、烘臭素及其他致癌物，经常刺激肠黏膜会导致癌变。

（9）家族遗传者：肿瘤遗传学研究认为，人类癌症的发生与遗传因素有很大关系，癌症患者的后代患癌的风险明显高出一般人群。

（10）胆固醇过低者：众所周知，胆固醇过高会引起冠心病或中风等疾病，因此，不少人控制饮食，避免摄入过多的胆固醇。其实，胆固醇是人体不可缺少的养分之一，也是抵抗疾病的生力军，并非越低越好。降低胆固醇大约可使10%的人多活一年，却使癌症的发病率和死亡率上升30%。

（11）过敏体质者：科学家调查了近4万人，凡是有哮喘、药物性或化学试剂等过敏的人，比无过敏史者更易患癌。比如有过敏史的女性罹患乳腺癌的机会比正常人高30%，有过敏史的男性罹患前列腺癌的危险比正常人高41%。

（12）C型性格者：肿瘤还与心理因素有关，心理学家揭示人的情绪与肿瘤的发生息息相关。性格与肿瘤相关虽然议论纷纷，而大量事实证明了人的性格确实影响着肿瘤的发生。较早以前，哈佛大学的医学家通过对性格与健康的关系进行了长期而广泛的研究，发现了一种鲜为人知的"癌症性格"。癌症性格的主要表现是：给人感觉修养不错，待人接物谦和友善，不斤斤计较，从不在他人面前发牢骚，处处都能约束和克制自己；但是，这些人的修养其实是表面的，他们看来平和、安详，其实内心像一座火山，只是没有爆发而已，最终却会导致某一个器官生出肿瘤。英国心理学家劳伦斯·莱森根据个人的行为模式，将人的性格分为 A、B、C 型，指出 C 型性格就和癌症性格很类似。有 30%～40% 癌症患者就属于 C 型性格。

C 型性格的主要特征就是强烈地遏制自己内心的情绪，惯于自我克制，长期精神紧张。结果，人体内就会发生一系列不知不觉的化学变化，人体的免疫系统防线遭到破坏，最后便可能导致癌细胞大肆繁殖并通行无阻地侵害人体。乐观的精神、良好的情绪、积极的心理状态，能增强大脑皮层的功能和神经的张力，进而能通过自主神经系统、内分泌系统、神经递质等分泌皮质激素、脑啡肽等物质；相反，人们长期面临精神压力，甚至遇到精神创伤，比如亲人患重病或者逝世、家庭破裂或陷入严重的经济困境，都会导致下丘脑和大脑的内分泌失衡，造成身体的免疫力急剧下降，从而促使肿瘤的发生。

这种性格的特征为过度克制自己，压抑自己的悲伤、愤怒、苦闷情绪，不让其发泄。恶性情绪长期作用于大脑会导致内分泌紊乱，降低人体免疫功能，从而给癌症以可乘之机。据统计，C 型性格者患癌危险性比一般人高出 3 倍多。

临床实践证明，要增强自我保健意识，定期进行体检，有利于早期发现癌症。很多癌症早期发现并积极有效的正规治疗，预后较好，可临床治愈。

7. 肿瘤发生有哪些征兆

早在 20 世纪 90 年代初，世界卫生组织就提出"三个 1/3"的观念，即 1/3 癌症是可以预防的，1/3 癌症如早期发现是可以治疗的，1/3 癌症可以减轻痛苦、延长寿命。肿瘤患者没必要惶惶不可终日。癌症距离我们并不很远，但是，警惕而又能够坦然地面对一切疾病，才能拥有充实而又自由的人生。

任何疾病都会有前兆，肿瘤也不例外。如果身体出现一些异常，也不需要很紧张，肿瘤的早期征兆和很多常见病相似，在其发生和发展过程中，早

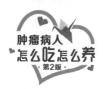

期发现不是没有可能，关键在于人们对于它的认识程度如何。

世界卫生组织专家提出恶性肿瘤的"十个"早期征兆：①身体任何部位，如乳腺、皮肤、唇舌或其他部位有可触及的硬结或不消的肿块；②疣或黑痣有颜色加深、迅速增大、瘙痒、溃烂或出血等改变；③持续性消化不良；④吞咽粗硬物有哽噎感，胸骨后不适，灼痛或食管有异物感；⑤耳鸣，重听，鼻塞，头痛，咽部分泌物带血，颈部肿块；⑥持续性声哑，干咳或痰中带血；⑦原因不明的大便带血，无痛性血尿，外耳道出血；⑧月经不正常，大出血，月经期外或绝经后不规则阴道出血；⑨久治不愈的溃疡；⑩原因不明的体重减轻或低热。

总的来说，在不明原因的不适持续较长时间后，应该及时去医院进行检查，或者向有关方面进行咨询。必须指出，出现以上症状不一定是恶性肿瘤，但应及早就医，以便早期发现、早期治疗。

8. 浅谈肿瘤的预防

关于肿瘤的预防话题就很广泛了，最基本的要倡导健康的生活方式，减少致癌因素的影响。

（1）不吸：因为吸烟可以导致肺癌、口腔癌、喉癌、食管癌、膀胱癌、胃癌等，危害极大；肺癌已经成为导致人类死亡最主要的癌症杀手。

（2）不喝：过量饮酒可以伤害人的胃肠道和肝脏，导致胃癌和肝癌。

（3）不吃：不吃发霉变质的食品；少吃高脂、高糖、高热量食品；少吃腌制食品，因为腌制食品中有较多的致癌物质，可以诱发消化道恶性肿瘤。

（4）不暴晒：平时要避免暴晒，尤其是皮肤白皙的人，减少皮肤癌发生的可能性。美国每年有200万人患基底细胞癌和鳞状细胞皮肤癌。

（5）运动：要适当运动，体重保持在正常范围内。根据美国癌症协会数据统计，约1/3癌症患者死亡是由超重或肥胖、缺乏体力活动及营养不良引起的。

（6）高兴：研究表明，很多癌症是一种心身疾病，心理精神因素在疾病的发生、发展中起着决定性作用，因而乐观的情绪、健康豁达的人生观是十分重要的。

（7）年龄：男性一生中患前列腺癌的概率为 1/11，这种风险随年龄的增长而增大；年龄超过 50 岁的人更需要注意自己的起居饮食习惯和保持良好的心理状态，因为 50 岁过后人体免疫力会逐年下降，此时肿瘤很容易乘虚而入。

（8）体检：定期体检很重要，因为肿瘤生长很缓慢，早期一般不会有什么感觉和不适。很多肿瘤是在正常体检中才发现的。现在设备齐全的大型体检中心很多，养成一个定期体检的习惯很有可能会早期发现敌情，从而早期进行治疗。

关于肿瘤的预防还包括发生肿瘤之后的预防。如果得了肿瘤，患者会面临一些决定，而这些决定必须经过理性思考，而不是病急乱投医。成千上万的肿瘤患者都被告知，他们没有生存的机会，可是他们的医生都错了，癌症是可以治愈的。但是，切记一定要注意因过度治疗给患者带来二次伤害，因为传统规范肿瘤治疗的三大支柱即手术、放疗和化疗，如使用不当会再次激活肿瘤的生长机制，如果没有斩草除根，彻底清除肿瘤细胞，肿瘤就会更快速地生长。早在 19 世纪末期由威廉·霍尔斯特德医生发起的"清除体内的癌细胞"模式，至今仍得到医学界的公认；但是在现实肿瘤临床治疗中，人们还是常常忘记这个很重要的根治肿瘤的模式。事实上"体内的癌细胞"是不断产生的，需要不断清除。树立正确的肿瘤预防、治疗和康复理念极其重要，必须不断培养健康的生活方式，远离癌症。

9. 肿瘤患者就医前要做好哪些准备

不管是体检还是初诊，如果发现自己患了肿瘤，千万不要惊慌失措，更不要病急乱投医。我们再三强调肿瘤是一类全身性、慢性、基因性疾病，即使发现是早期肿瘤，其病程也是很长了。临床影像检查出来直径 1 厘米肿瘤，其演变过程也会长达 10 年以上（遗传性肿瘤除外）。患病后，无论是患者还是家属都心急如焚，希望能得到大医院权威专家的"及时治疗"，这

个心情完全可以理解，但不一定是正确的选择，很可能因此而误入歧途，适得其反。

发现肿瘤后，一定要去专科医院或者正规综合医院的肿瘤专科继续检查。一定别忘记带上初诊时的一切检查资料和初诊医生的门诊病历，特别是原始影像资料。患者发病开始时的医学资料和影像学资料，对疾病的整体评估和治疗很重要！

在选择医院时，最好先通过网络或其他渠道查询了解所要去医院的基本情况，根据自己的肿瘤部位来选择不同的医院科室，甚至是不同的肿瘤专科医生。特别提示，即便是希望能有手术机会，也要去正规的肿瘤外科找肿瘤外科医生，而不是普通外科医生。因为，肿瘤外科与一般的外科医生完全不同。就诊前，患者和家属要互相提醒带齐在当地医院所做的各项临床检查资料，包括 X 片、CT、MRI、PET-CT、全身骨扫描和病理报告等。如果有以前的影像学资料或近几年健康体检资料也最好一并带来，还要将在当地医院就诊时的医生诊疗手册一同带来，供医生参考。不要误认为大医院的设备好，就匆忙赶赴大医院排长队等候检查。其实，这些检查资料的历史性和及时性很重要，疾病早期的影像学资料对于判断疾病发展进程、诊断和鉴别诊断、指导确定治疗方案等方面都会有很大帮助！并不一定都要去大医院等候检查，会为此浪费宝贵的确诊时间，延误治疗机会。

由于大医院人满为患，医生不会在患者提供的杂乱的医疗文件中迅速做出判断。建议患者在就诊前，将自己的发病过程和基本病史整理好，包括早期临床症状和病症持续时间、当地医院检查结果和医生诊疗意见，以及在当地医院的诊疗经过概况等，就诊时讲给医生听。

医生通常会很重视问诊，患者一定要和家属一起熟记发病经过和过去体检情况，肿瘤医生一般都会询问患者的个人史，是否有不良嗜好，是否吸烟酗酒，家族有没有患肿瘤的亲人，工作职业性质，有没有高血压、心血管疾病、糖尿病等。这些问题一定要提前准备，争取在最短时间内能清晰地叙述。

当然了，肿瘤治疗是比较漫长的系统治疗工程，自然离不开昂贵的医疗费用，建议还是在有医保的医院就近治疗，肿瘤治疗也会发生很多自费项目，这需要家里有充分的经济支出预算。不要急于求医，忽略治疗方案与经济承受能力之间的差距，从而陷入更难堪的局面。

10. 肿瘤患者就医有哪些禁忌

患肿瘤后，很多患者和家属恨不得马上就要求医生安排住院，手术切除，"一刀为快"。这个要求是很危险的，切不可轻举妄动。肿瘤在没有完全搞清楚之前，手术是很危险的治疗。不要自作主张强烈请求外科手术，合格的肿瘤外科医生会根据患者的具体情况妥善处理，不会轻易地在缺少术前和术后治疗全部资料及整体方案前盲目开展手术的。患者和家属的强烈要求往往会误导医生，尤其是自认为能找到熟悉的医生。手术也许不是最好的选择，现在认为，某些肿瘤可以选择在手术前先做"新辅助化疗"，用药物将肿瘤缩小局限，然后再将原发病灶干净切除，减少手术后复发和转移的可能。

常规肿瘤治疗还包括放疗和化疗，这些治疗手段都会刺激胃肠道、大脑中枢及骨髓，出现很多难以忍受的副作用，比如可能会有头晕、恶心、呕吐、厌食、失眠、掉头发等症状，故千万不要因为副作用而中途停止治疗，既然选择了毒性治疗，就要面对，否则会事倍功半。

接受放疗、化疗期间，不能饮用大量的碳酸饮料，也不要吃太甜、油腻、烧烤食品，更不要暴饮暴食，要少吃多餐，避免高纤维素食物，不喝咖啡、茶、酒，当奶制品使腹泻加重时也应停用。餐后不要剧烈运动，尽量卧床休息，不要穿紧身衣，不要进入厨房，避免去有强烈刺激气味的环境。

化疗可抑制骨髓产生红细胞的能力，并造成组织缺氧，导致贫血；贫血会使人感到虚弱、疲劳、头晕或气急，一定要避免焦虑、抑郁等不良情绪的影响，否则会更加痛苦难耐。当使用一些容易导致脱发的化疗药物（如紫杉类）时，最好不要留长发，也不要用热水洗头，不要使用吹风机热风吹头，可以考虑佩戴冰帽以减少脱发。

总之，肿瘤患者接受治疗时，要根据自身情况多一些思想准备，多学一些医学常识，减少一些不良生活习惯。

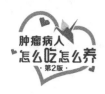

11. 肿瘤患者常有哪些疑虑

（1）急于求成：肿瘤患者一旦踏上漫长的治疗之路，最大的心理障碍就是恐惧带来的各种疑虑。很多肿瘤患者恨不得治疗立刻见效，马上就治好，可是恰恰是医学的现实无时无刻不在打击着对治疗急于求成的患者。当病情出现反复或者产生严重的副作用之时，患者求生意志瞬间崩塌而慌不择路，四处奔波。

一般来说，一旦患上肿瘤，就打乱了原来的工作及生活节奏和计划，将要踏上漫长的治疗之路。很多肿瘤患者恨不得马上治好，立即返回工作和生活中，可是肿瘤发病是一个慢性过程，治疗同样也比较漫长。一旦患病，就应与医生进行良好的沟通，明确疾病的程度，制订治疗及康复计划，明确大概的治疗时间，按部就班、积极配合医生完成治疗计划。

（2）恐惧：意外的打击与对肿瘤的不了解，患者往往认为肿瘤是绝症、不治之症，常常出现莫名的恐惧，担心失去生活、失去生命。现代医学的发展已提出了使肿瘤变成慢性病，与癌共存、带瘤生存的新理念。早期患者可以治愈，局部晚期患者经过积极治疗可以长期生存，终末期患者也可实现无疼痛、无痛苦、有质量、有尊严地生存。但是肿瘤患者唯恐自己治疗失败，生命在劫难逃，这是一种对死亡的恐惧，对人生的眷恋，也是肿瘤患者最常见的心理负担。

（3）丧失信心：肿瘤的治疗过程一般比较漫长，病情一旦出现进展或反复，或者治疗过程出现较明显的副作用及并发症，往往会出现对疗效的怀疑，对治疗前景的担忧，对治疗信心不足，甚至丧失信心。

现代肿瘤放射治疗及化疗的进步，对少数远处转移及肿瘤急症都有了很好的治疗技术，展现了新疗效；对化疗后的粒细胞减少、恶心、呕吐也有了更好的药物，不良反应更轻。同时，患者自己也应调整心态，保持良好的心情，增强与病魔斗争的勇气，树立战胜病魔的信心。肿瘤患者尤其是年纪大一些的晚期患者，很多身体正常的不适，尤其是出现了疼痛，会与肿瘤引起的疼痛难以区别，分不清是肿瘤引起的疼痛还是其他疾病引起的疼痛。此时，肿瘤患者最大的疑虑，自我认为是肿瘤引起的不可治疗的疼痛，从而痛上加痛。医生应该让更多的人了解，疼痛与肿瘤严重程度没有任何关系，疼痛并不代表是肿瘤到了晚期，不可治愈了。

（4）牵挂：一旦患病，各种牵挂接踵而至，如工作、家庭、年迈的父母、年幼的孩子、亲爱的另一半、亲如手足的兄弟姐妹等。肿瘤患者患病后，在积极配合医生、相信科学治疗的同时，来自家庭及社会的关爱同样不可或缺。精心的治疗和护理及家人的体贴、陪伴、照顾，会减少患者的精神负担，社会的资助与关爱会减少患者的经济负担，增强患者战胜疾病的信心与勇气。

（5）关爱：肿瘤的治疗绝不仅仅是医学问题，需要社会、心理等各方面的共同参与和协作，希望全社会共同关注肿瘤患者的治疗与康复，让他们感受到国家、社会、家庭的温暖，重新回归社会大家庭。

"肿瘤患者的心理是反反复复的！"这种反复也是因为肿瘤患者的各种疑虑造成的。肿瘤与其他疾病不一样，任何医学治疗手段都是辅助患者解决已发现的问题。医生和肿瘤患者都要清晰地认识到哲学在治疗中的重大意义。乐观良好的精神情绪及机体自身对肿瘤的抵抗能力，在治疗过程中尤为重要，比任何临床治疗手段都重要。所以，肿瘤患者的一切疑虑都来源于自身，对医生治疗的依赖性和期望有奇迹出现的理想性，都会直接影响治疗效果。哲学与辨证治疗肿瘤经典当属中医"个体化"治疗，中医治疗肿瘤是作为一种全身性调整的治疗理念，真正地做到了保脏器、保脏器功能的保护性治疗。这也诠释了为什么中医治疗肿瘤能出现长期带瘤生存的奇迹！

肿瘤患者经常企图或设想在一个早上肿瘤细胞突然凋亡，不期而愈，尤其是设想西医很多治疗手段瞬间就能做到将肿瘤铲除。肿瘤一旦复发，患者面临肿瘤恶化、转移、扩散的时候，也将面临第二次或第三次更深重地打击。西医有很多治疗手段可以把癌瘤切除，但能把癌细胞都斩尽杀绝吗？不能！至少多数肿瘤不能。中医将癌细胞从体内清除的扶正祛邪治疗理念，确实可以对目前的抗癌治疗产生增效、延效及减毒的作用。

肿瘤患者一定要克服种种疑虑，既然选择了与癌抗争之路，就要明白打一场持久战的艰巨性。一旦在治疗过程中出现病情反复或挫折，出现各种疑虑、消沉、颓废、崩溃都是可能的。在生与死之间，"天下事无勇则不成"是很难做到的。希望患者及其家属可以明白，疑虑、消沉、颓废、崩溃都不会对治疗提供任何有益的帮助，只会越陷越深，不能自拔。

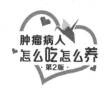

12. 不同肿瘤治疗手段有哪些优缺点

（1）手术治疗：手术治疗是肿瘤治疗的最直接手段，甚至能够根除部分恶性肿瘤；但手术治疗有其严格的适应证，如手术治疗只能根除部分早期肿瘤，对中、晚期肿瘤却没办法。虽切除了肿瘤病灶，但导致肿瘤的大环境并未切除，存在复发风险。

（2）放射治疗：简称放疗，是利用射线杀死肿瘤细胞的一种物理方法，对部分局部性肿瘤治疗有良好效果；但放疗的不足在于放射线本身就是一种致癌因素，在治疗的同时会杀死人体正常的细胞，产生较大的毒副作用。

（3）化学治疗：简称化疗，是利用化学药物杀死肿瘤细胞的一种治疗手段，是一种全身性的肿瘤治疗。尤其在化疗早期，能够看到很明显的治疗效果，但随着人体对化疗药物耐药性的不断增加，人体免疫功能极速下降，化疗效果将大打折扣，肿瘤患者的免疫状况将被进一步摧毁，体质会越来越差。

（4）生物治疗：生物治疗是利用生物技术培养人体自身的抗肿瘤细胞或因子，回输到患者体内进行肿瘤治疗的一种新方式。它能有效降低化疗的毒副作用，并迅速提高机体的抗癌能力，一定程度上可以防治肿瘤复发；但针对早期肿瘤负荷较大的患者，治疗效果不明显。

（5）靶向治疗：靶向治疗是针对已经明确的致癌位点来设计相应的药物，使肿瘤细胞特异性死亡的一种治疗手段。其巨大优点体现在"精准性"上，只针对肿瘤细胞，而不会波及肿瘤周围的正常组织细胞。与传统化疗药物相比，毒副作用明显减少。但是，靶向治疗只针对有基因突变的肿瘤患者，人体也会对药物产生耐药性。

13.　肿瘤治疗期间要注意什么

癌症的治疗是要综合性的，根据病情的需要，手术、放疗、化疗、免疫治疗等各种手段联合在一起，以得到一个理想的治疗效果。整个治疗过程是比较长的，患者一定要按照医生的要求，坚持下来。当然，任何治疗都是有不良反应的，随着医学技术的发展，不良反应也大大减轻了，绝大多数都是能够耐受的，患者都能够顺利地完成治疗。治疗过程中要注意饮食营养，多进食一些高蛋白、高维生素、高纤维素食物，合理搭配，尽量少吃高脂肪食物，同时还要进行适当的运动和功能锻炼。例如，乳腺癌手术后患者要锻炼上肢的活动功能，每天尽量把患侧胳膊向上举；鼻咽癌放疗患者要进行张口锻炼；放疗患者要注意保护照射的皮肤，不要暴晒、抓挠、冷热刺激等。这样可以减少治疗的并发症，使生活质量更好。

14.　肿瘤的三级预防方案是什么

一级预防：即病因预防，针对恶性肿瘤的病因、致病因素、发病危险因素而采取的预防措施。

二级预防：指肿瘤的早期发现、早期诊断和早期治疗。

三级预防：提高恶性肿瘤的治愈率、生存率和生活质量，除治疗之外，还要注意康复、姑息和镇痛治疗。

通过科学的防治，规范化的三级预防癌症有了可喜成绩：通过一级预防，去除病因，约有1/3人可预防癌症的发生；通过二级预防，早发现、早诊断、早治疗，约有1/3癌症患者可以治愈；通过三级预防，有1/3癌症患者可以缓解症状，延长生命。

一级预防是最根本的途径，消除致病因素如饮食、吸烟、病毒和感染、

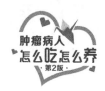

不洁的性生活、工业污染、酒精、辐射等，可大大降低癌症的发生。

恶性肿瘤是进行性发展的疾病，所以，早发现、早诊断、早治疗极为重要。早期恶性肿瘤，通过规范、科学的诊治，治愈率是非常高的。即使为中、晚期恶性肿瘤，通过治疗也可以缓解症状，减轻痛苦，提高生活质量，延长生命。目前临床上常用的治疗手段有手术、放疗、化疗、生物靶向、内分泌、免疫、中医药等，可根据病情需要选择一种或几种综合治疗，故通过科学规范的诊治，癌症是可防可治的。

15. 做好肿瘤自查，提早预防是关键

（1）每日：注意大便的习惯有无改变，特别注意大便时有无疼痛感、下坠感，大便的形状是否变细，是否呈柏油色或带血。注意小便时射程是否缩短，有无白色分泌物排出，有无血尿，会阴部有无不适感等。女性观察白带是否混有血性分泌物，是否带有腥臭味。

（2）每月：自行触摸颈部、腋窝、腹股沟等处，检查有无肿大的淋巴结；若有，那么肿大的淋巴结质地如何，是否固定，有无肿痛，生长的速度如何。注意身体表面各部位的黑痣，是否在短时间内生长迅速、破溃。男性注意尿道口处有无溃疡结节，阴茎冠状沟有无易出血的菜花样肿物。

（3）每年：由专业医生进行一次全面体检或参加一次癌症普查。

16. 如何看懂自己的化验单

（1）正常参考值：正规医疗机构出具的检验报告单，都会标注相应检验项目的正常参考值；患者在取到自己的检验报告单后，首先应该看一下相应检验项目的参考值，再看本人的检验值，看是否在正常参考值范围内。一般来讲，对于直接用数值表示的检验结果，如果患者的检验结果在正常参考

值范围以内，可视作"正常"，高于或低于这个范围，就视作"异常"。患者应重点关注一下"异常"的检验项目高出或低于正常参考范围多少。

（2）正确对待正常和异常的检验结果：化验值轻度升高不一定有意义，因为其影响因素有很多，就连小小的感冒都可以造成异常，因而检验结果一切正常时并不能代表身体健康，而轻度异常也不能代表患有肿瘤。处于亚健康状态可能会出现某些肿瘤标志物异常，这主要是受医疗机构的设备和检测技术的限制，同时也是因为缺乏特异性的肿瘤标志物。当然，结果异常者要引起重视，特别是成倍增高、2~3个指标成倍升高时有意义。当动态监测持续升高时，就要进行复查或做一些其他必要的检查来确定引起标志物增高的原因。因此，如果出现检验结果异常不要恐慌，更不要对号入座，给自己妄下诊断，而是应该到专科医院请有经验的医生仔细分析，通过进一步检查来排除或确诊。

一般来说，肿瘤患者最关注的化验主要是肿瘤标志物。实际上，肿瘤标志物不是肿瘤诊断的唯一依据，临床上需结合临床症状、影像学检查等其他手段综合考虑。肿瘤明确诊断尽量要有组织或细胞病理学的诊断依据。肿瘤标志物只是肿瘤的辅助诊断指标。

（3）肿瘤标志物升高，就等于患上肿瘤吗？肿瘤标志物升高并不等于患上肿瘤，许多良性疾病可能出现肿瘤标志物轻、中度升高的情况。比如，肝脏良性疾病患者常出现甲胎蛋白、癌胚抗原升高；肾功能不全、银屑病患者常会出现鳞状细胞癌抗原升高。胸腺肽等生物制剂在使用后，也可能会造成肿瘤标志物一过性升高。吸烟者和妊娠期，都可能出现相应的肿瘤标志物升高。肿瘤标志物升高会有这么多种影响因素，可见它只能发现"嫌疑人"，但不能"定罪"。所以当看到体检报告中出现肿瘤标志物单独一个升高的情况，不要过度惊慌，应到肿瘤专科医院再次检查。

（4）认识肿瘤标志物在肿瘤疗效监测和复发方面的意义：肿瘤标志物的检验结果对于疗效监测及肿瘤复发的判断具有重要的意义。在经过临床治疗后，患者体内的肿瘤标志物水平会呈现稳定的下降趋势，直至降至正常范围。在病情稳定后，患者的肿瘤标志物水平也会相对稳定。如果患者的某一种肿瘤标志物水平突然增高，可能提示肿瘤的复发或转移，患者应高度重视，并进行全面深入的检查。

（5）临床上几种常见的肿瘤标志物与相应肿瘤的关系

1）甲胎蛋白（alpha fetoprotein，AFP）：AFP是诊断原发性肝癌的最佳

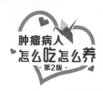

标志物，诊断阳性率为 60% ~ 70% 。血清 AFP >400 μg/L 持续 4 周，或 AFP 200 ~ 400 μg/L 持续 8 周者，结合影像检查，可做出原发性肝癌的诊断。

2）癌胚抗原（carcinoembyonic antigen，CEA）：属于广谱性肿瘤标志物。CEA 在恶性肿瘤中的阳性率依次为结肠癌（70%）、胃癌（60%）、胰腺癌（55%）、肺癌（50%）、乳腺癌（40%）、卵巢癌（30%）、子宫癌（30%）。

3）癌抗原 12-5（CA12-5）：CA12-5 存在于卵巢癌上皮组织和患者血清中。CA12-5 对卵巢上皮癌的敏感性可达约 70% 。

4）癌抗原 15-3（CA15-3）：CA15-3 可作为乳腺癌辅助诊断、术后随访和转移复发的指标。对早期乳腺癌的敏感性较低（60%），晚期的敏感性为 80% ，转移性乳腺癌的阳性率较高（80%）。

5）糖类抗原 19-9（CA19-9）：检测患者血清 CA19-9 可作为胰腺癌、胆囊癌等恶性肿瘤的辅助诊断指标，对监测病情变化和复发有很大意义。

6）癌抗原 50（CA50）：CA50 是胰腺癌、结肠癌、直肠癌的标志物。

7）糖类抗原 24-2（CA24-2）：CA24-2 用于胰腺癌、大肠癌的辅助诊断，有较好的敏感性（80%）和特异性（90%）。肺癌、肝癌、卵巢癌患者的血清 CA24-2 含量可见升高。

8）胃癌相关抗原（CA72-4）：CA72-4 是目前诊断胃癌的最佳肿瘤标志物之一，对胃癌具有较高的特异性，其敏感性可达 28% ~ 80% ，若与 CA19-9 及 CEA 联合检测可以监测 70% 以上胃癌。

9）铁蛋白（serum ferritin，SF）：铁蛋白升高可见于急性白血病、霍奇金病、肺癌、结肠癌、肝癌和前列腺癌。76% 肝转移患者铁蛋白含量高于 400 μg/L，当患肝癌时，在 AFP 测定值较低的情况下，可用铁蛋白测定值补充，以提高诊断率。

10）前列腺特异抗原（prostate specific antigen，PSA）：PSA 是由人前列腺上皮细胞合成并分泌至精浆中的一种糖蛋白，正常男性血清中 PSA 的含量很低，血清参考值 < 4 μg/L；PSA 具有器官特异性，但不具有肿瘤特异性。诊断前列腺癌的阳性率为 80% 。良性前列腺疾病也可见血清 PSA 水平不同程度升高。

11）前列腺酸性磷酸酶（prostatic acid phosphatase，PAP）：前列腺癌血清 PAP 升高，是前列腺癌诊断、分期、疗效观察及预后的重要指标。前列腺炎和前列腺增生 PAP 也有一定程度的增高。

12）β_2 微球蛋白（β_2-MG）：临床上多用于诊断淋巴增生性疾病，如白血病、淋巴瘤及多发性骨髓瘤。其水平与肿瘤细胞数量、生长速率、预后及疾病活动性有关。另外，此水平还可用于骨髓瘤患者分期。

13）神经元特异性烯醇化酶（neuron specific enolase，NSE）：NSE 是小细胞肺癌的肿瘤标志物，阳性率为 91%，有助于小细胞肺癌和非小细胞肺癌的鉴别诊断。对小细胞肺癌的疗效观察和复发监测也有重要价值。神经母细胞瘤、神经内分泌细胞瘤的血清 NSE 浓度可明显升高。

14）细胞角蛋白 19（Cyfra21-1）：Cyfra21-1 是肺鳞癌的首选标志物，与 CEA 和 NSE 联合检测对肺癌的鉴别诊断、病情监测有重要价值。

15）鳞状细胞癌抗原：是鳞癌的肿瘤标志物，适用于宫颈癌、肺鳞癌、食管癌、头颈部癌、膀胱癌的辅助诊断、治疗观察和复发监测。

16）核基质蛋白 - 22：膀胱癌时大量肿瘤细胞凋亡并将 NMP-22 释放入尿，尿中 NMP-22 可增高 25 倍。以 10 kU/ml 为临界值，对膀胱癌诊断的敏感度为 70%，特异度为 78.5%，对浸润性膀胱癌诊断的敏感度为 100%。

17）α - L - 岩藻糖苷酶：AFU 是对原发性肝细胞性肝癌检测的又一敏感、特异的新标志物。血清 AFU 活性动态曲线对判断肝癌治疗效果、估计预后和预报复发有着极其重要的意义，甚至优于 AFP。

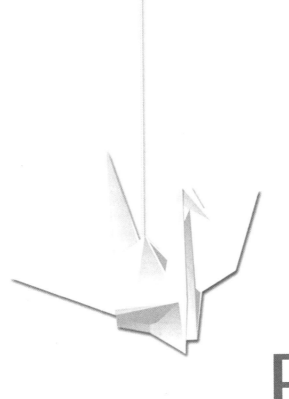

Part 2

**科学饮食防治肿瘤，
吃出健康与长寿**

1. 选对饮食，吃掉癌症，癌症预防从饮食开始

（1）不吃发霉的食物及其制品，如花生、玉米、豆类、面粉、植物油（酸败）等霉变后，可产生黄曲霉毒素等强烈致癌（尤其是肝癌）物质。

（2）不吃或少吃熏制或腌制食物，包括熏肉、腊肉、火腿、咸鱼、烧烤牛羊肉、腌酸菜等，这些食物中含有亚硝酸盐等致癌物，与胃癌、食管癌等明显相关。

（3）不用有害、有毒的塑料制品、含铅报纸或印刷品包装食品。

（4）不用洗衣粉、含氯清洁剂擦洗餐具、茶具或洗食品（蔬菜、瓜果）等。

（5）不吃被农药污染或农药残留超标的蔬菜、水果和其他农副产品等，不吃用"激素""膨胀剂"催生的肉类及各种农作物制成的食品。

（6）饮用新鲜清洁水，不喝过烫的开水、汤、粥，不吃过硬、烧焦和过咸的食品，更不能饮用反复煮沸过的水（含亚硝酸盐较多，可诱发癌症）。

（7）不饮酒。世界卫生组织早已经把酒精列为一级致癌物。无论红酒、啤酒、白酒，只要含有酒精，就有致癌风险。研究没有发现红酒的致癌风险和其他酒有任何区别。数据显示，酒导致了 41% 口腔癌、23% 喉癌、22% 肝癌、21% 食管癌、16% 乳腺癌、13% 结直肠癌。

（8）不咀嚼槟榔，槟榔与口腔癌的发生密切相关，是明确的致癌物之一。

2. 癌症患者莫偷懒，饮食原则要遵守

（1）定时定量，少食多餐：癌症患者普遍食欲不佳，所以饮食应注意

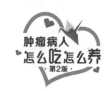

增加食品花样，保证色香味俱全，清淡可口，这样有利于提高食欲。部分患者味觉异常，食欲很差，这时可进食少量的腐乳或辣酱，以增加食欲，也可适当服用一些健脾和胃类的中药和助消化药。

（2）尽量减少糖类摄入：研究表明，癌细胞的能量主要来源于糖。癌细胞对糖的摄取能力是正常细胞的 10～20 倍，所以应减少糖类摄入；但不应禁用，因为糖类也是人体必需的营养物质。

（3）采用科学的烹饪方法：癌症患者饮食的烹饪方法以蒸、煮、烩、炒为主，调味应低盐清淡，不食霉变食物。热症忌姜、葱、辣椒等热性刺激性食物，寒症忌寒凉冰冻食物。

（4）保持良好的进食环境和氛围：进食时心情要愉快，不忧虑，不生气。心情舒畅可增加食欲，有助于食物的消化吸收和营养摄取，有助于健康的恢复，这也就是"心宽体胖"的道理所在。

（5）多吃抗癌蔬菜：研究人员经过大量的研究和实验，筛选出 20 种对癌症有显著抑制作用的蔬菜，排在第一位的是红薯，其次是芦笋、卷心菜、甜椒、胡萝卜等。实验证明，在癌症发展的过程中，通过一些营养素和化学物质的介入，可以阻断癌细胞生长。研究指出，蔬菜中的营养成分和某些植物化学物质，能对致癌物质和促癌因子起到明显抑制作用。

3. 忌口，癌症患者有必要

癌症患者的忌口问题是患者本人及其家属十分关心的问题。忌口被认为是中医的特色。实际上，不仅癌症发病以后要忌口，没有癌症的时候也要忌口，目的是预防癌肿的发生。现在已经知道，癌肿的发病原因中，大约有 1/3 以上与不恰当的饮食有关。因此，无论从防还是从治，忌口都是必要的。

根据复旦大学附属肿瘤医院于尔辛教授经验，忌口具有普遍适用性。癌症并非是需要忌口的唯一疾病，很多疾病都是需要忌口的。

从中医的典籍中看，最早提到的是"热"病，需要忌口。例如，"病热少愈，食肉则复，多食则遗，此其禁也。""诸遗者，热甚而强食之，故有所遗也。""热退，不可即食，食者必复。""勿令饱，饱则必复，复必重也。"这是忌口的"源头"。忌口的目的，是防止病情拖延，防止复发。其后，在《伤寒论》中，桂枝汤证后提出："禁生冷黏滑肉面五辛酒酪臭恶等物"，有了明确的忌口品种。

各家方书中，对其他疾病也都各有忌口的条文。最早的外科专著《刘涓子鬼遗方》中提到了外证治疗后的"慎风冷饮食"的问题。《血证论》中提到了"失血家"的忌口，明确指出"若伤饮食……因而复发，名曰食复"。

一般认为，现代医学没有忌口，这是误解。现代医学中，对不少疾病也都有忌口的要求，只是不用忌口这个名称。例如高血脂，进食脂肪宜少；高血糖，进食糖类要控制；"痛风"，尿酸增高，要少食海鲜、豆制品等；胆囊炎、胆石症，要少吃脂肪类食品；胰腺炎，有时要禁食等。

癌症患者的忌口，可以根据以上中西医学的实践加以判定。如患者出现口干、恶心、舌尖红、光苔等阴虚不足的情况，应当禁忌辛热、香燥伤阴的食品，如辣椒、胡椒、生蒜及煎炒的干果等；平时脾胃阳虚、容易腹泻、怕冷喜暖的人，须忌食甘甜油腻重的食品，性凉滑的柿子、芦笋也不适合。

尽管古代记载有"恶疮"忌"发物"之说，但是这些所谓的"发物"牵涉面极广，如公鸡、鹅、猪头肉、牛羊肉、海里的无鳞鱼，甚至韭菜、蘑菇等，现在无从考证，难以定论。所以，目前主张采取均衡饮食，不要使某些营养过多，或者过少，避免食品污染等。按中医观点看，忌口是相当个体化的。目前还没有所有癌肿患者都不能吃的食品。按中医理论，确定患者的虚实、辨证症候，食用相宜的食品比较可行，但也不能太绝对。建议多种饮食互补，以杂食为佳，不要专吃一种或一类食物。中医著作《儒门事亲》中提到"胃为水谷之海，不可虚怯，虚怯则百邪皆入矣。或思荤茹，虽与病相反，亦令稍食"，这就是说不要使忌口太绝对。

4. 癌症患者饮食有要求，合理、均衡是关键

均衡饮食对癌症患者非常重要，加强营养可以扶正固本，提高免疫力，

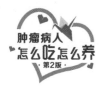

防止癌症复发。一般要求每天的食物构成中包含五大类：第一类为谷类、薯类，主要提供糖类、蛋白质、B 族维生素；第二类为动物性食品，包括肉、禽、蛋、鱼、奶等，主要提供蛋白质、脂肪、无机盐、维生素 A 和 B 族维生素；第三类为豆类及其制品，主要提供蛋白质、脂肪、食物纤维、无机盐和 B 族维生素；第四类为蔬菜、水果，主要提供纤维素、维生素 C 及无机盐；第五类为纯热能食品，包括植物油、各种食用糖等。油脂要适量，脂肪所提供的能量应占总能量的 20%～25%，蛋白质占 10%～15%，糖类占60%～70% 为宜，粗细搭配要合理，即每天要保证有一定的食物纤维供给。

癌症患者膳食对各种营养素的要求：蛋白质食品要略高于正常人，脂肪的用量应与正常人相似，不宜增加糖类。要多摄入纤维素含量比较高的食物，可减少肠内有毒物质的吸收。某些维生素及微量元素可以抑制肿瘤的发生和发展，所以摄入量要略高于正常人。癌症康复患者的饮食要求全面、营养，注意多吃一些增加机体免疫功能的食物，比如鱼、虾、香菇、卷心菜、黑木耳、牛奶、豆浆等。癌症患者每天最好能喝两杯牛奶，吃 1 个鸡蛋和150 克瘦肉，也可以用鱼或豆制品代替。多食新鲜蔬菜，最好每顿有一碟深绿色或黄色蔬菜。蔬菜可以帮助机体吸收蛋白质、糖类和脂肪。每天都要吃一些富含维生素 C 的水果。均衡饮食能刺激胃液的分泌，提高胃的消化能力，且对胰腺的分泌也能起到调节作用。

癌症患者不能重食轻饮，疏忽饮水方面的调理。因为癌症会严重破坏人体水和电解质的平衡，而水的平衡是人体必不可少的。因此，在防治和康复过程中，应当注意患者饮水的正确调理，每日饮水不少于 1500 毫升（供参考）。

5. 癌症患者初期、中期和晚期，食疗要求大不同

（1）初期：癌症初期，正气未衰，邪气渐盛，为防止邪气扩张，治当以攻邪为主，采用活血化瘀、软坚散结、化痰、清热解毒等方法治疗。选用食物当以清淡为主，可以新鲜蔬菜如胡萝卜、苋菜、油菜、菠菜、韭菜、芹菜、芦笋、菜花、南瓜、番茄等为食。

（2）中期：癌症患者发展到中期，正气渐衰，邪气已盛，此时治疗当以祛邪的同时，采用益气、养血、滋阴、助阳等法助之。此期饮食当以清淡、偏于温补为主，如气虚者宜食用大枣、莲子；血虚者宜食用花生、核桃；阴虚者宜食用猕猴桃、芦笋；阳虚者宜食用刀豆、生姜等。

（3）晚期：癌症患者晚期，邪气大盛，正气极衰，汤药难入，强攻难效。饮食当以大剂滋补为主，可选用猕猴桃、大枣、香菇、猴头菇、海带、银耳、牛奶等。

6. 看看胃癌、肺癌、肝癌、食管癌患者的饮食

（1）胃癌：应多吃水果，食物亦应新鲜。胃癌患者在身体虚弱时，如手术后、出血后，或在晚期时，可以食用莲子、红枣、豇豆、粉皮、青鱼等。体弱且怕冷者，可以吃羊肉、龙眼等。患者若腹部饱胀、消化不好，可以吃枇杷、橘子、生姜、雪里蕻等。患者如舌红而光，可以食用豆腐、菠菜、大白菜及各种水果，其中豆腐、大白菜对胃热最有效。

（2）肺癌：可常食鸭、冰糖、百合和猪肺等，民间流传用冬虫夏草炖老鸭来治疗肺癌，这是很不错的食疗方法。肺癌患者在身体虚弱时，可以常吃猪肺、白果、百合。若体弱且舌质红，则可食黑木耳、白木耳、鳗鱼、鸭、冰糖和蜂蜜等。患者痰多、咳嗽，可多吃萝卜、枇杷、雪里蕻等，这些食物有化痰平喘的作用。如痰呈黄脓状，可吃生梨和柿子。患者若有咯血，可多吃鲜藕，或用蚕豆花当茶叶泡服，也可食荠菜，有止血作用。

（3）肝癌：应多吃新鲜蔬菜和水果，如身体虚弱时，可食用薏苡仁、赤豆等；上腹饱胀、胃纳不好，可多吃苜蓿、鸡肫、鸭肫、金橘等，也可用陈皮、佛手、香橼等泡茶饮用；有黄疸时，可食田螺、鲤鱼，食苜蓿也有益，古代认为苜蓿可治"目黄赤"；舌质红时，可吃羊肝、丝瓜、西瓜和鸭等，羊肝可以像涮羊肉那样涮服；有腹水时，可多吃粉皮、冬瓜、莴苣、鲫鱼、黑鱼和赤豆等。

（4）食管癌：可常喝牛奶、韭菜汁。有一药方叫"韭汁牛奶饮"，主要是由牛奶和韭菜汁组成。多喝新鲜果汁对治疗食管癌大有益处。

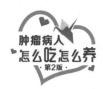

以上所举的食物并非只有某种癌症才可以吃，也不是某种癌症患者非吃不可。

7. 癌症患者食谱有讲究，配制得当很重要

滋补的食品不能过多，因摄入过量常会引起食欲减退。食物品种要经常调换，至少1周内一日三餐的食物不要雷同。要讲究烹调，食物烧得好，才有利于发挥食疗作用；原料再好，烧得不好，也会影响食欲。食物不要太油腻，以清淡为宜。

8. 不可不知的营养素

凡是能维持人体健康及生长、发育和劳动所需要的各种物质均称为营养素。现代医学研究表明，人体所需的营养素不下百种，其中一些可由自身合成，而还有40余种机体自身无法合成，必须从外界摄取，概括为以下七大类：蛋白质、脂肪、碳水化合物（糖类）、无机盐、维生素、水和膳食纤维。

（1）蛋白质：生命的物质基础，没有蛋白质就没有生命。人体组织、器官由细胞构成，细胞结构的主要成分为蛋白质。机体生长、组织修复、各种酶和激素对体内生化反应的调节、抵御疾病的抗体组成、维持渗透压、传递遗传信息，无一不是蛋白质在起作用，因此，蛋白质是维持生命不可缺少的物质。蛋白质占人体重量的16.3%，即一个体重60千克的成年人其体内约有蛋白质9.8千克。人体内蛋白质的种类很多，性质、功能各异，但都是由20多种氨基酸按不同比例组合而成的，并在体内不断进行代谢与更新。

（2）脂肪：储存和供给能量的主要营养素。每克脂肪所提供的热能为同等重量糖类或蛋白质的2倍。机体细胞膜、神经组织、激素的构成均离不

开它。脂肪有保暖隔热，支持保护内脏、关节、各种组织，促进脂溶性维生素吸收的作用。动物和植物来源的脂肪均为人体所必需，应搭配提供。每日脂肪供热应占总热量的 20%～25%。含脂肪较多的食物：动物油，如猪油、鱼肝油；植物油，如菜油、花生油、豆油、芝麻油，最佳的植物油是橄榄油。此外，肉类、蛋、黄豆等也含有脂肪。

（3）碳水化合物：为生命活动提供能源的主要营养素，人体所需热量的 60%～65% 由碳水化合物提供。任何碳水化合物到体内经生化反应最终均分解为糖，因此亦称之为糖类。除供能外，它还促进其他营养素的代谢，与蛋白质、脂肪结合成糖蛋白、糖脂，组成抗体、酶、激素、细胞膜、神经组织、核糖核酸等具有重要功能的物质。米、面、玉米、红薯、山芋、土豆、芋头、绿豆、豌豆等，还有水果、蔬菜均含有碳水化合物。纤维素是不被消化的碳水化合物，但其作用不可忽视。

（4）无机盐：人体的主要组成物质，碳、氢、氧、氮约占人体总重量的 96%，钙、磷、钾、钠、氯、镁、硫占 3.95%，其他则为微量元素共 41 种，常为人们提到的有铁、锌、铜、硒、碘等。每种元素均有其重要的、独特的、不可替代的作用，各元素间又有密切相关的联系。无机盐虽不供能，但有重要的生理功能：①构成骨骼的主要成分；②维持神经、肌肉正常生理功能；③组成酶的成分；④维持渗透压，保持酸碱平衡。无机盐是无法自身产生、合成的，每天无机盐的摄取量也是基本确定的，但会随着年龄、性别、身体状况、环境、工作状况等因素的不同而有所不同。

（5）维生素：维持人体生命活动必需的一类有机物质，也是保持人体健康的重要活性物质。维生素在体内的含量很少，但在人体生长、代谢、发育过程中却发挥着重要作用。维生素可分为两类，一类为脂溶性维生素，包括维生素 A、维生素 D、维生素 E、维生素 K，可在人的肝脏中贮存，不需每日提供，但过量会引起中毒；另一类为水溶性维生素，包括 B 族维生素、维生素 C 等，这一类占大多数，它们不在体内储存，需每日从食物中摄入，由于代谢快不易中毒。

（6）水：维持生命必需的物质，机体的物质代谢、生理活动均离不开水的参与。正常成人体重的 70% 左右是水分，婴儿体重的 80% 左右是水分，老年人体重的 55% 是水分。每天每千克体重需水约 150 毫升，水来源于饮水和各种食物。

（7）膳食纤维："膳食纤维"一词在 1970 年以前的营养学中尚不曾出

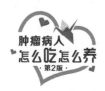

现，当时只有"粗纤维"之说，用以描述不能被消化、吸收的食物残渣，且仅包括部分纤维素和木质素。通常认为粗纤维对人体不具有营养作用，甚至吃多了还会影响人体对食物中营养素，尤其是微量元素的吸收，对身体不利，一直未被重视。20世纪70年代以后，随着对纤维素的不断认识，发现其作用不可忽视。纤维素分水溶性和非水溶性两类，非水溶性纤维素不被人体消化吸收，只停留在肠道内，可刺激消化液的产生和促进肠道蠕动，吸收水分利于排便，同时对肠道菌群的建立也起有利作用；水溶性纤维素可以进入血液循环，降低血浆胆固醇水平，改善血糖生成反应，影响营养素的吸收速度和部位。水果、蔬菜、谷类、豆类均含有较多的纤维素。

9. 预防肿瘤，营养功效不可小觑

营养是生命赖以存在的基础，也是维护人类健康的重要条件。营养失调与癌症的发生有着直接的关系，合理的营养、科学的膳食结构、良好的饮食习惯可以防癌；反之，营养失调、饮食结构不合理、不良的饮食习惯可以诱发多种癌症。研究表明，5%恶性肿瘤患者在确诊时已伴有营养不良，而死于恶性肿瘤的患者，营养不良的发生率几乎达100%。

（1）蛋白质与肿瘤：蛋白质是生命的物质基础，是合成激素和酶的成分。蛋白质的摄入不足或消耗过大，可引起人体的免疫功能遭到破坏、机体抵抗力下降而导致癌症发生。适当地提高膳食中蛋白质含量或补充胱氨酸或半胱氨酸，可抑制肿瘤的发生。若膳食中蛋白质的含量高于正常生理需要量的2~3倍，则也会促进肿瘤的发生。

（2）脂肪与肿瘤：脂肪是膳食中能量密度最高的成分，是人体中所需要的主要营养成分之一。高脂肪饮食与肠癌、乳腺癌、前列腺癌的发生有密切关系。高脂肪饮食导致大肠癌的发病机制，一般认为是高脂肪膳食使肝脏的胆汁分泌增多，胆汁中初级胆汁酸尤其是牛磺胆酸与甘氨鹅脱氧胆酸增多，在肠道致病菌——梭状芽孢杆菌的作用下，由牛磺胆酸转变的脱氧胆酸和甘氨鹅脱氧胆酸转变的石胆酸，可能都是致癌物。此外，高脂肪膳食还能影响小肠内环境的正常平衡，改变肠道菌群的成分与活性，亦有利于癌的形成。高脂肪饮食导致乳腺癌发生是因为高脂肪食物使人发胖，肥胖的脂肪组织能使人肾上腺皮质激素中雄甾烯二醇芳香化为雌酮，能促进绝经后乳腺癌的发生。虽然没有直接证据证明高脂肪饮食会引发前列腺癌，但流行病统计学的研究结果表明，从日本移民到美国的日本后裔，罹患前列腺癌的比率远较日本本土的人高。分析认为，这与他们放弃了日本传统的清淡饮食而改吃美国式高脂饮食有关。近20年来我国前列腺癌患者的增长势头迅猛，高脂饮食是导致男性前列腺癌高发的诱因。

（3）糖类与肿瘤：糖类又被称为碳水化合物，是人类需要的主要营养成分之一，以4千卡/克的发热量提供生理活动和生存所需要的能量。糖类提供了人体内合成氨基酸和脂肪所需要的物质，是体内的核糖、糖蛋白、糖脂等重要物质的组成部分。其摄入量与肿瘤的关系，经流行病学调查和临床验证认为，高糖膳食诱发胃癌，糖摄入过多与乳腺癌患病率直接相关；另外，膳食中纤维素含量低，大肠癌发生率就高，降低糖类的摄入量，可减少自发性肿瘤的发生率，延长肿瘤的潜伏期。

（4）微量元素与肿瘤：微量活性元素与肿瘤关系是当今生命科学的研究课题。目前根据动物实验确定可能有致癌作用的是镉、铍、钴、铬、铁、镍、铅、钛和锌共9种，而根据流行病学调查确定有致癌作用的有砷、铬、镉和镍。目前已知在膳食防癌中有重要作用的微量元素有硒、碘、铁、钼、锗。

1）硒：硒是人体必需的微量元素。硒抑制和预防肿瘤的机制与硒清除氧自由基、防治DNA突变和激活机体的免疫防御系统有关。硒可直接作用于肿瘤细胞，使肿瘤细胞在活体内的增生能力减弱，控制肿瘤细胞的分化生长，而对宿主的正常细胞并无不良影响。摄入适当剂量的硒是抵抗肿瘤侵袭的一种安全而又简便的手段。流行病学研究表明，肿瘤患者尤其是消化道肿瘤患者血清中硒含量减少。

2）碘：碘是人类继铁之后发现的第二个必需微量元素，为甲状腺素的重要组成成分。长期低碘和缺碘可引起甲状腺肿大，一部分甲状腺肿大可以恶变而转化为甲状腺癌。美国埃斯金博士对乳腺癌与碘缺乏之间进行了大量研究，并从美国乳腺癌病死率最高的五大湖地区正是碘缺乏区和日本摄入碘较高乳腺癌发病率较低的事实得出结论，乳腺癌与碘缺乏之间存在着肯定而明确的关系。故碘的摄入量也是防治肿瘤的措施之一。

3）钼：中国学者研究发现，食管癌高发地区饮水中钼含量仅为低发地

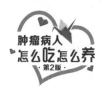

区的 1/23，粮食样品中钼含量与食管癌病死率呈负相关，这与南非食管癌高发区玉米中严重缺钼的报道一致。研究表明，饲料中添加钼，可以显著抑制小鼠前期胃癌细胞生长，饮水中添加钼可显著抑制食管和胃部肿瘤发生。目前研究证明，钼的防癌抗癌作用，一是通过减少致癌物（亚硝胺）的合成原料；二是通过促进维生素 C 来阻断合成亚硝胺的途径；三是加速亚硝胺的分解和排泄，使亚硝酸还原而失去致癌毒性。

4）锗：有机锗化合物包括有机锗倍半氧化物、螺锗及其衍生物、含硫配位的有机锗化合物、四羟基锗及其卤化物、锗氧烷类和三羟基锗乙酸酯等，目前研究最多的是前两种。有机锗倍半氧化物，全称 β‑羧乙基锗倍半氧化物，俗称 Ge-132，是一种免疫刺激物，有明显的抗肿瘤活性，对胃癌、肺癌、胰腺癌、子宫癌、乳腺癌、前列腺癌及多发性骨髓瘤等均有较好的治疗作用。有机锗化合物抑制肿瘤活性的机制可能与增强机体免疫功能、清除氧自由基及抗突变等多个方面有关。

（5）维生素与癌症：维生素对人类的健康具有重要作用，人体如果缺少维生素，就会患各种癌症。

1）维生素 C 与癌症：维生素 C 又名抗坏血酸，为水溶性维生素。维生素 C 参与体内重要的生理氧化还原过程，是机体新陈代谢不可缺少的物质。它能促进细胞间质的形成，维持牙齿、骨髓、血管、肌肉的正常功能并促进伤口愈合；能促进抗体形成，提高白细胞的吞噬能力；当铅、汞、砷化物等有害物质进入机体时，服用大剂量维生素 C，能起解毒作用；能促进肠道内铁的吸收，辅助治疗缺铁性贫血；还能阻断致癌物亚硝胺的形成。维生素 C 的抗癌作用主要表现在：能抑制亚硝酸盐向强致癌物亚硝胺转变，可预防食管癌、胃癌的发生；清除氧自由基，保护生命大分子特别是 DNA 免受自由基破坏，防止细胞癌变；提高机体免疫力，促进淋巴细胞形成，从而增强对异常细胞的防御能力；促进胶原物质的生成，增强机体组织的坚固性及对癌细胞的抵抗力；提高细胞内环磷酸腺苷的含量，起到防止细胞癌变的作用；能促进干扰素的合成和内质网系统的吞噬活性，增强机体的抗病毒能力，起到对病毒致癌的抵抗作用。

2）维生素 A 与癌症：维生素 A 为脂溶性维生素，为人体必需的维生素。它不仅能促进生长发育，提高机体对蛋白质的利用，而且还可以提高免疫力，对肿瘤有很好的抑制作用。流行病学资料显示，缺乏维生素 A 的人最易患肺癌，其次是子宫癌、食管癌、胃癌、结肠癌、前列腺癌和膀胱癌。

在排除了吸烟、饮酒和职业性接触等因素外，喉部肿瘤、食管肿瘤、胃肠道肿瘤及前列腺癌的患病率均与维生素 A 摄入量有关。维生素 A 主要存在于鱼肝油、动物肝脏、蛋类及奶制品中。

3）维生素 E 与癌症：维生素 E 又称生育酚，为脂溶性维生素。维生素 E 为细胞膜的抗氧化剂，能防止形成过氧化脂质，保护细胞膜免受自由基损伤，防止细胞癌变，同时维生素 E 能提高机体的免疫功能，增强机体对外界毒物的防御功能。有资料表明，肺癌患者血液中维生素 E 比正常人含量低12%，基于此，从1984年至1990年，美国、荷兰、日本、英格兰等国分别对前列腺、子宫颈、乳房、胃肠、肺等部位的癌症进行与维生素 E 含量有关的研究，结论是维生素 E 对各种肿瘤均具有比较明显的防治效果。

4）维生素 B_2 与肿瘤：维生素 B_2 又名核黄素，为水溶性维生素，是体内多种重要辅酶的组成成分，参与生物氧化镁体系，维持机体健康，促进生长发育并维持神经系统、口舌和皮肤的正常功能，具有抗癌作用。中国科学院肿瘤防治研究院动物实验得出，膳食中维生素 B_2 供给不足，是导致食管癌的主要病因；足够量的维生素 B_2，可以降低结肠癌的发病危险性。

5）膳食纤维与肿瘤：膳食纤维具有很好地吸收和保持水分的性能，并能夹带着未被消化吸收的食物残渣和有害的代谢废物较快地排出体外，所以，膳食纤维具有良好的抗癌作用。有研究认为，每人每天膳食纤维的供给量不应低于 20～30 克，由于年老体弱而在日常生活中进食谷物蔬菜太少者，膳食纤维摄入量相对减少，很容易发生结肠癌。

10. 粮食类防癌抗癌食物

（1）玉米：又名苞米、棒子，为禾本科一年生草本植物。玉米中营养成分十分丰富，德国著名营养学家拉赫曼教授指出，在当今被证实的最有效的50多种营养保健物质中，玉米含有 7 种，即钙、谷胱甘肽、维生素 C、镁、硒、维生素 E 和脂肪酸。玉米的麸质含量占40%，特有的胶原蛋白占30%。玉米中的硒和镁有防癌抗癌作用，硒能加速体内过氧化物的分解，使恶性肿瘤得不到分子氧的供应而受到抑制。镁一方面能抑制癌细胞的发展；

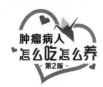

另一方面还能促使体内废物排出体外，这对防癌也有重要意义。玉米中也含有一种"谷胱甘肽"的抗癌因子，能使致癌物质丧失毒性。

常用的玉米防癌抗癌食疗方如下。

【玉米粉粥】

原料：玉米粉 50 克，粳米 100 克，红糖适量。

做法：将粳米淘洗干净，入锅内加水煮粥，煮熟后加入玉米粉再煮成稀粥，食用时加入红糖即可。

用法：每日温热食用。

【玉米排骨汤】

原料：排骨 500 克，玉米 3 条，水 8～10 杯，盐 1/3 大匙，柴鱼味精 1/3 大匙，香油适量。

做法：先将排骨洗净后用热水氽烫去血水，再捞起洗净沥干备用；玉米洗净切段备用；然后将所有材料及调味料一起放入锅内，加热煮沸后改中火煮 5～8 分钟，加盖后熄火，放入焖烧锅中焖约 2 小时即可打开食用。

【玉米大枣粥】

原料：玉米 80 克，红枣 16 枚，粳米 80 克。

做法：先将玉米择净，用冷开水泡发，研成玉米浆粉，粳米淘净后入锅，先以大火煮沸，加洗净的红枣，再改用文火煨煮成稠粥，粥将成时，边煨边调入玉米浆粉，拌匀后再煮片刻即成。

用法：早晚 2 次，温热服用，当日吃完。

功效：玉米具有丰富的谷胱甘肽，能抗癌防癌。适合于各种癌症患者食用。

（2）芋头：芋头含有糖类、膳食纤维、B 族维生素、钾、钙、锌等，其中以膳食纤维和钾含量最多，芋头中还含有一种黏液蛋白，被人体吸收后能产生免疫球蛋白，可提高机体的抵抗力，中医认为芋头能解毒，芋头对于人体的"痈肿毒瘤"包括癌瘤等有抑制消解的作用，可作为防治癌瘤的常用药膳主食，在癌症手术或术后放疗、化疗及其康复过程中，有辅助治疗的作用。但咳嗽有痰、过敏体质者、糖尿病患者忌食；芋头不可生吃，且忌与香蕉同食。

【红烧芋头】

原料：小芋头若干，鸡腿 1 只，白糖、老抽、盐、鸡精适量，葱花、芝麻少许。

做法：芋头煮熟剥皮切块，鸡腿切块备用；锅中热油加入白糖熬出糖色，加鸡块炒至七成熟，然后倒入芋头，放入适量老抽、盐、鸡精及一点水同焖；鸡块熟时便可起锅，起锅后洒上葱花和芝麻即可。

【翻砂芋头】

原料：大芋头 1/3 个，白砂糖 4 汤匙，水 5 汤匙，食用油适量。

做法：将芋头去皮，切成比小指略细的条状；锅中倒入适量食用油，待油热六成后，下芋头条小火炸 3 分钟左右后捞出，稍凉后中火下锅再炸 1 分钟上色；另取炒锅开火，倒入水和白砂糖翻炒，化成浆后下炸好的芋头翻炒，让糖浆均匀地裹在芋头条上，即可关火。

功效：适用于肿瘤患者食用。

（3）薏苡仁：薏苡仁有防癌作用，其抗癌的有效成分包括硒等元素，能有效抑制癌细胞的增生，可用于胃癌、子宫颈癌的辅助治疗。薏苡仁的丙酮提取物，经动物实验证明有抗癌作用，临床发现给癌症患者腹腔注射薏苡仁丙酮提取物后，经腹水检查，癌细胞的原生质发生显著变性。健康人常吃薏苡仁，既可有效阻止肌肤干燥又可使身体轻捷，还可减少患癌的概率。但脾虚无湿、大便燥结、津液不足者及孕妇慎服。

常用的薏苡仁防癌抗癌食疗方如下。

【薏仁枸杞粥】

原料：薏苡仁 200 克，枸杞 10 克，糯米 50 克，糖 15 克（可以根据自己的口味调整）。

做法：薏苡仁和糯米洗净后，用冷水浸泡 3 小时以上；枸杞洗净泡发；泡好的薏苡仁和糯米放入锅内加满水，大火烧开后，放一只小的陶瓷勺子在粥内防止糊底，小火煲 1 小时左右，最后 10 分钟放入糖和枸杞。

功效：枸杞可以扶正固本和扶正祛邪，增强机体抗病能力，且枸杞对癌细胞的生成和扩散有明显的抑制作用。癌症患者化疗期间服用枸杞，可减轻毒副作用，防止白细胞减少，调节免疫功能等，与薏苡仁两者都是抗癌佳品。

【香菇薏米饭】

原料：香菇 50 克，粳米 250 克，生薏苡仁 50 克，油豆腐 3 块，青豆半小碗，油、盐各适量。

做法：将生薏苡仁洗净，浸透心，香菇用温水发透，香菇浸出液沉淀备用；香菇和油豆腐切成小块；将粳米、生薏苡仁、油豆腐、香菇、香菇浸出

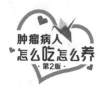

液等放入盆中混匀，加油、盐调味，撒上青豆蒸熟即可。

功效：香菇性平味甘，可以治风破血，化痰理气；生薏苡仁可以健脾利湿，清热排脓，两者都是抗癌佳品。

（4）番薯：番薯中含有大量黏蛋白多糖、纤维素、多种维生素及微量元素，其中β胡萝卜素、维生素E和维生素C尤其多，可促使上皮细胞正常成熟，抑制上皮细胞异常分化，消除有致癌作用的氧自由基，阻止致癌物与细胞核中的蛋白质结合，因此其抗癌保健作用日益受到重视。美国生物学家发现番薯中含有一种化学物质"氢表雄酮"，能有效地抑制结肠癌和乳腺癌的发生。无论是生番薯还是熟番薯均具有抗癌性，日本医生通过对26万人的饮食调查发现，熟红薯的抑癌率（98.7%）略高于生红薯（94.4%），其抗癌的功效甚至超过了人参。但湿阻脾胃、气滞食积者应慎食红薯，糖尿病和腹胀患者不宜多吃，有黑斑的番薯不能食用。

常用的番薯防癌抗癌食疗方如下。

【番薯藕粉糊】

原料：番薯400克，藕粉80克，白糖25克。

做法：先将番薯洗净后切片，浸泡于淡盐水中，半小时后捞出，切碎，研磨成番薯粉糊。藕粉用冷开水调化，放入碗内，隔水加热，将沸时徐徐加入番薯糊粉，边加边搅拌，加白糖拌匀，调至呈稠亮色泽即成。

用法：早、晚2次分别服用。

功效：益气补虚，强身防癌，适用于各种肿瘤患者及其术后放、化疗患者。

11. 蔬菜类防癌抗癌食物

（1）番茄：番茄红素可有效地清除体内自由基，预防和修复细胞损伤，抑制DNA氧化，从而降低癌症的发生率。番茄红素还具有细胞生长调控和细胞间信息感应等生化作用，能诱导细胞连接通信，保证细胞间正常生长控制信号的传递，调控肿瘤细胞增生，起到抗癌防癌作用。研究表明，番茄红素能够有效预防前列腺癌、消化道癌、肝癌、肺癌、乳腺癌、膀胱癌、子宫癌、皮肤癌等。

常用的番茄防癌抗癌食疗方如下。

【番茄汁】

原料：新鲜番茄 600 克，白糖 15 克。

做法：先将新鲜成熟的番茄洗净，用沸水烫软去皮，然后切碎，用清洁的双层纱布包好，再将番茄汁挤入碗内，加白糖调味，用温开水冲调即可饮用。

用法：每日上、下午分别饮用。

功效：防癌抗癌，生津止渴，适用于防治胃癌、食管癌等疾病。

【番茄炒蛋】

原料：番茄 4 个，鸡蛋 2 个，葱、姜、盐、鸡精、白糖少许。

做法：将番茄去皮、切块备用，鸡蛋打散，葱、姜切少许。锅内上油加热，将鸡蛋炒熟盛出，再加入少许食用油，放入葱、姜爆香，倒入番茄翻炒，炒至出汁，加入已炒好的鸡蛋，翻炒，加入盐、白糖、鸡精调味即可。

功效：健身美肤，辅助防癌，适用于各种肿瘤患者。

（2）菱角：菱角含有丰富的淀粉，蛋白质，葡萄糖，不饱和脂肪酸，多种维生素如维生素 B_1、维生素 B_2、维生素 C、胡萝卜素，以及钙、磷、铁等。菱角对癌细胞的变性和组织增生均有抑制作用。《本草纲目》中说"菱角能补脾胃，强股膝，健力益气"。《齐民要术》记载，"菱能养神强志，除百病，益精气"。近代药理实验报道，菱角具有一定的抗癌作用，可用于防治食管癌、胃癌、子宫癌、乳腺癌等。

【菇苡菱角汤】

原料：蘑菇 180 克，薏苡仁 60 克，带壳菱角 60 克。

做法：先将蘑菇洗净，切片，菱角洗净后连壳切开，薏苡仁淘洗后入锅，加水适量，加蘑菇片、菱角，共煮成浓汁，去渣后饮汤汁。

用法：每日早、晚分别饮用。

功效：益气健脾，扶正抗癌，适用于防治乳腺癌、宫颈癌、食管癌、胃癌、大肠癌等。

（3）大蒜：大蒜中的锗和硒等元素可抑制肿瘤细胞和癌细胞的生长。实验发现，癌症发生率最低的人群就是血液中含硒量最高的人群。有研究表明，全世界最具抗癌潜力的植物中，位居榜首的是大蒜。但大蒜性温，阴虚火旺者及慢性胃炎、溃疡病患者应慎食。

常用的大蒜防癌抗癌食疗方如下。

【大蒜豆腐】

原料：嫩豆腐400克，大蒜100克，黄酒、酱油、盐、白糖、味精等调料适量。

做法：先将豆腐切块，大蒜剥皮，然后将油烧至六成热时，放入大蒜煸炒至软；之后加入豆腐块，边炒边加适量的黄酒、酱油、盐、白糖等调味料；最后加入少许水煮沸，勾薄芡，调入味精。

功效：补虚解毒，可作为一切恶性肿瘤及白血病患者的膳食。

【大蒜拌莼菜】

原料：大蒜10瓣，莼菜250克，黄瓜200克，醋、酱油、香油、精盐、味精各适量。

做法：将大蒜剥皮捣泥，黄瓜洗净切成片，莼菜洗净切成寸段；然后用沸水烫泡莼菜，片刻后捞出，与大蒜泥、黄瓜片同放餐盘中，放入醋、酱油、香油、精盐、味精搅拌均匀即可食用。

功效：消肿解毒，除烦解渴。此膳制作简单，口味清淡，适宜各种癌症患者食用；但脾胃虚寒、畏食生冷、气血衰败者慎用。

（4）扁豆：扁豆的营养成分相当丰富，包括蛋白质、脂肪、糖类、钙、磷、铁及食物纤维、多种维生素和氰苷、酪氨酸酶等。另外，扁豆中还含有血球凝集素，这是一种蛋白质类物质，可增加脱氧核糖核酸和核糖核酸的合成，抑制免疫反应和白细胞与淋巴细胞的移动，故能激活肿瘤患者的淋巴细胞，有显著的消退肿瘤的作用。扁豆对人体的补益作用是十分明显的，民谚曰："夏秋吃扁豆，健康不用愁。"肿瘤患者宜常吃扁豆，有一定的辅助治疗功效；但患寒热病者、疟者不可食，未煮熟的扁豆不宜食用。

常用的扁豆防癌抗癌食疗方如下。

【扁豆炒肉】

原料：扁豆350克，猪里脊200克，白芝麻、淀粉、盐、葱、姜、蒜、料酒各适量。

做法：扁豆洗净掰成小段，或者斜刀切成菱形段；葱、姜、蒜分别切末备用；里脊肉洗净切片，放入盐、料酒、淀粉腌制一会儿备用。炒锅倒入适量油烧热，下入肉片翻炒，变色后取出。留底油，下入扁豆小火慢炒，快熟的时候放入葱、姜、蒜末，翻炒均匀，待扁豆完全成熟后，放入肉片，加盐调味，不断翻炒，出锅前放入芝麻炒匀即可。

【多味扁豆菜】

原料：扁豆 350 克，大蒜 5 瓣，香油 1 小匙，辣椒油 1 小匙，酱油 1 小匙，麻酱 1 小匙，香醋 1 小匙，精盐 1 小匙，白糖 1 小匙，味精 1/2 小匙。

做法：大蒜切末；扁豆洗净后切丝，在沸水中焯熟（可除去毒素和豆腥味），捞出后立即投入冷水中浸泡一下（可以保持其碧绿的颜色，口感也更脆嫩）；然后加入麻酱、酱油、蒜末、辣椒油、精盐、白糖、味精、醋、香油拌匀装盘即可。

功效：健胃和中，消暑化湿，辅助抗癌。

（5）洋葱：洋葱中含有糖、蛋白质及各种无机盐、维生素等营养成分，对机体代谢起一定作用，可较好地调节神经，增长记忆，同时其挥发成分亦有刺激食欲、帮助消化、促进吸收等功能。另外，其所含二烯丙基二硫化物及蒜氨酸等，也可降低血中胆固醇和甘油三酯含量，从而起到防止血管硬化的作用；所含前列腺素 A，具有明显降压作用；所含甲苯磺丁脲类似物质，具有一定降血糖功效。洋葱中有一种肽物质，可降低癌的发生率，特别适于高血压、高血脂、动脉硬化等心血管疾病、糖尿病、癌症、急慢性肠炎、痢疾患者及消化不良者食用。但患有眼疾、皮肤瘙痒性疾病、胃病、肺胃发炎者少吃，同时洋葱辛温，热病患者应慎食。

常用的洋葱防癌抗癌食疗方如下。

【洋葱蜂蜜饮】

原料：洋葱 150 克，蜂蜜 30 克。

做法：先将洋葱洗净，切成细丝，加入砂锅中，加水煎煮 15 分钟，停火后放置片刻，待温调入蜂蜜拌匀即成。

用法：每日早、晚分别饮用。

功效：防癌抗癌，滋阴祛痰，解毒降压，适用于防治多种癌症及高血压、高血脂等。

【洋葱炒牛肉丝】

原料：洋葱 350 克，牛肉 150 克，植物油、料酒、葱末、姜丝、精盐、味精、酱油各适量。

做法：先将洋葱与牛肉洗净，分别切成细丝，牛肉丝用湿淀粉抓芡，备用；炒锅中加植物油，大火烧至七成热，加葱末、姜丝煸炒出香味，加牛肉丝、料酒，煸炒至九成熟，加洋葱丝，再同炒片刻，加精盐、味精、酱油炒匀即成。

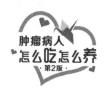
功效：防癌抗癌，益气化痰，调脂，降压，降糖，适用于防治多种癌症及血脂异常、高血压、糖尿病等。

（6）甘蓝：甘蓝中含有硫苷葡萄苷类化合物，对人体内一种能起到解毒作用的酶具有诱导作用，经常食用，可预防胃癌、肺癌、食管癌及结肠癌的发生。

常用的甘蓝防癌抗癌食疗方如下。

【甘蓝紫菜鱼片粥】

原料：甘蓝120克，紫菜30克，鲨鱼肉100克，糯米150克，鸡汤、葱、姜、蒜、醋、精盐各适量。

做法：将甘蓝洗净，切碎粒，将紫菜用温水泡发；将鲨鱼肉洗净，取出骨刺，切成薄片；将糯米淘洗干净，放入砂锅中，放入等比例鸡汤、清水；大火煮10分钟后，改用小火慢煮；至米粥八成熟放入甘蓝、紫菜、鱼片，继续小火慢煮至米粥烂熟；可根据个人口味放入葱、姜、醋、精盐、蒜等调料。

功效：软坚抗癌，化痰利水，适用于各种肿瘤患者经常食用。

（7）芦笋：芦笋所含营养元素全面，与其他蔬菜相比有以下几个特点：一是低糖、低脂肪、高纤维素和高维生素，这是现代营养学对保健食品提出的要求；二是氨基酸含量高且比例适当；三是芦笋含有多种人体必需的大量元素和微量元素，大量元素钙（Ca）、磷（P）、镁（Mg）、钾（K）、铁（Fe）的含量都很高，钾的含量高达6502 ppm。芦笋嫩茎中含有多种人体所需要的微量元素，如锌（Zn）、铜（Cu）、锰（Mn）、钼（Mo）、碘（I）、硒（Se）、铬（Cr）等成分，而且比例适当，这些微量元素对癌症及心脏病的防治有重要作用。硒是一种良好的抗氧化剂，它能消除体内产生的各种自由基，抑制致癌物的活力，提高机体的免疫力，并且对由汞、砷、镉引起的毒害作用有较强的抗性。钼能阻止亚硝酸盐的合成，具有抗癌作用。锰为维持生殖系统及神经系统功能所必需，与发育关系密切，可改善脂肪代谢，降低胆固醇，也具有抗癌作用。芦笋茎尖含锰量大大高于一般果蔬。芦笋含有特别丰富的组织蛋白、叶酸、核酸、硒，列30种抗癌植物之首，是世人公认的抗癌药物。芦笋入肺、肾经，治疗肺癌、肾癌、皮肤癌、膀胱癌、淋巴癌疗效显著。

常用的芦笋防癌抗癌食疗方如下。

【芦笋炒肉丝】

原料：芦笋 250 克，猪瘦肉 100 克，湿淀粉 20 克，骨肉汤少许，精盐、味精、清油各适量。

做法：将芦笋洗净，切成 3 厘米长的小段（寸断），猪瘦肉洗净后切丝，加湿淀粉、精盐，拌匀上浆后备用。炒锅预热，加清油烧至七成热时，放入猪瘦肉丝先煸炒几下，再放入芦笋段一起煸炒，片刻后加骨肉汤少许，焖熟，加精盐、味精调味翻炒均匀即可。

功效：健身养体，辅助防癌抗癌，适用于肺癌、淋巴瘤、皮肤癌患者及健康人群。

【芦笋烩薏苡仁】

原料：芦笋 200 克，薏苡仁 100 克，火腿肉 30 克，高汤、精盐、味精、菜籽油各适量。

做法：将芦笋洗净，取嫩者切段，放入沸水中焯一下；薏苡仁用清水淘去浮尘，然后用水泡半天后在蒸锅或高压锅内蒸酥；火腿肉温水刮洗干净后切成细丁或细末；然后将炒锅放在旺火上加热，加菜籽油烧至七成热，加少量高汤、精盐、味精，用中火烧几分钟至熟，放味精调味后，盛入盘中，佐餐常用。

功效：芦笋为世界十大名菜之一，味鲜美芳香，可增进食欲，防癌抗癌；薏苡仁健脾，除痹止泻，清热排脓。本品适用于肺癌、膀胱癌、皮肤癌患者及健康人群。

（8）胡萝卜：胡萝卜所含的营养素很全面。据测定，100 克胡萝卜含糖类 7.6 克，蛋白质 0.6 克，脂肪 0.3 克，钙 30 毫克，铁 0.6 毫克，以及维生素 B_1、维生素 B_2、维生素 C 等，特别是胡萝卜素的含量在蔬菜中名列前茅，100 克胡萝卜中约含胡萝卜素 3.62 毫克，相当于 1981 IU 维生素 A，而且于高温下也保持不变，并易于被人体吸收。胡萝卜素有维护上皮细胞的正常功能，促进人体生长发育及参与视紫红质合成等重要功效。近年来，国内外资料均报道，胡萝卜具有突出的防癌抗癌作用。研究发现，缺乏维生素 A 的人，癌症发病率比正常人高 2 倍多，每天如能吃一定量胡萝卜，对预防癌症大有益处。因为胡萝卜中所富含的胡萝卜素能转变成大量维生素 A，因此，可以有效地预防肺癌的发生，甚至对已转化的癌细胞也有阻止其进展或使其逆转的作用。研究还发现，胡萝卜中含有较丰富的叶酸，为一种 B 族维生素，也具有抗癌作用；胡萝卜中的木质素，也有提高机体抗癌的免疫力

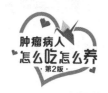

和间接杀灭癌细胞的功能。对长期吸烟的人，每日如能饮半杯胡萝卜汁，对肺部也有保护作用。

胡萝卜素因属于脂溶性物质，故只有在油脂中才能被很好地吸收，因此，食用胡萝卜时最好用油类烹调后食用，或同肉类同煨，以保证有效成分被人体吸收利用。

常用的胡萝卜防癌抗癌食疗方如下。

【凉拌胡萝卜丝】

原料：胡萝卜350克，香菜3克，生姜丝、酱油、白糖、精盐、味精、芝麻油适量。

做法：先将胡萝卜洗净，切成细丝，晾干待用；香菜去杂，洗净，切碎；再将胡萝卜丝放在温水中泡软，取出，挤干水分，用姜丝拌匀装盘，上面撒入香菜；另取小碗，放酱油、白糖、精盐、味精、芝麻油调和均匀，浇在胡萝卜丝上即成。

功效：防癌抗癌，明目降脂，适用于防治肺癌、皮肤癌等多种癌症。

【二菇烩二卜】

原料：胡萝卜350克，白萝卜350克，蘑菇200克，草菇150克，莴苣350克，精盐、味精、湿淀粉、植物油、芝麻油、素鲜汤各适量。

做法：先将胡萝卜、白萝卜、莴苣修切成球形，与蘑菇、草菇同放入沸水中焯透；锅热后加入植物油，放入素鲜汤，再放入胡萝卜、白萝卜、莴苣、蘑菇、草菇，加入味精、精盐，略加焖烧，用湿淀粉勾薄芡，淋入芝麻油，出锅装盘即成。

功效：防癌抗癌，开胃止咳，适用于防治膀胱癌、子宫颈癌、肺癌等多种癌症。

（9）菠菜：菠菜于公元647年传入唐朝，古代中国人称菠菜为"红嘴绿鹦哥"，又叫菠薐、波斯草、赤根菜。菠菜主根发达，肉质根红色，味甜可食。《本草纲目》中认为食用菠菜可以"通血脉，开胸膈，下气调中，止渴润燥"。古代阿拉伯人称菠菜为"蔬菜之王"。菠菜不仅含有大量胡萝卜素和铁，也是维生素 B_6、叶酸、铁质和钾质的极佳来源。菠菜中含有十分可观的蛋白质，每500克菠菜相当于2个鸡蛋的蛋白质含量。菠菜还富含酶，常食用对身体是非常有益的。

民间流传，如果一个人的脸色不佳就请常吃菠菜，它对缺铁性贫血有改善作用，能令人面色红润。菠菜叶中含有一种类胰岛素样物质，能稳定血糖。菠菜富含维生素能够预防口角炎、夜盲等。菠菜含有抗氧化剂，具有抗衰老作用。有一项研究还发现，每周食用 2~4 次菠菜，可预防视网膜退化，保护视力。中医认为菠菜性甘凉，能养血、止血、敛阴、润燥，可清理肠胃热毒，防治便秘。

菠菜含有大量植物粗纤维，具有促进肠道蠕动的作用，有利于排便，减少致癌物质在肠道中的停留时间，且能促进胰腺分泌，帮助消化。对于痔疮、慢性胰腺炎、便秘、肛裂等病症有治疗作用。吃菠菜可以降低熟肉中致癌物对人体细胞的破坏作用，使肠道肿瘤危险从 58% 降至 32%。此外，菠菜中还含有非常丰富的可抗击癌症的 β 胡萝卜素和叶酸。由于菠菜中草酸含量较高，因此，肾结石患者不宜大量食用。

常用的菠菜防癌抗癌食疗方如下。

【芝麻油拌菠菜】

原料：新鲜菠菜 350 克，精盐、味精、芝麻油各适量。

做法：先将菠菜去黄叶，留根，择净，清水冲洗后入沸水锅中烫熟（可使菠菜叶仍保持翠绿色泽），沥去水分，用芝麻油、精盐、味精拌匀，装盘即可。

功效：补血润肤，疏通血脉，防癌抗癌，适用于防治多种癌症及缺铁性贫血、高血压。

（10）荠菜：又叫地菜、清明草，为十字花科植物荠菜的幼嫩叶，其性平，味甘淡；入心、脾、肾经；具有健脾利水、止血解毒、降压明目之效。荠菜的营养价值非常丰富，含蛋白质、脂肪、食物纤维、苹果酸、钾、钠、钙、镁、铁及维生素 C、烟酸和 B 族维生素。其中，维生素 C 是一种很好的防癌物质。此外，荠菜中所含二硫酚硫酮也具有抗癌作用，经常食用可以有效地防癌抗癌，但要注意，便溏泄泻者慎食。

常用的荠菜防癌抗癌食疗方如下。

【荠菜肉丝豆腐羹】

原料：荠菜 250 克，肉丝 60 克，豆腐 250 克，植物油、精盐、味精、淀粉各适量。

做法：将荠菜洗净切段，用植物油烧热；肉丝用少量植物油炒至半熟；将荠菜、肉丝、豆腐放入锅内，加入适量清水、精盐煮沸，放入适量味精；以淀粉勾芡，制成羹即可。

功效：补脾益气，清热解毒，凉血止血。荠菜性甘味酸，具有清热解

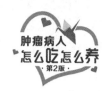

毒、凉血止血、清利湿热的作用，又对某些致癌物诱发肿瘤有轻度抑制作用。豆腐性平味甘、补脾益气、清热解毒，故制成的荠菜肉丝羹不仅营养丰富，美味可口，而且对各种肿瘤患者都有较好的辅助治疗作用。

【凉拌荠菜】

原料：荠菜 500 克，豆腐干 100 克，葱花、姜末、蒜泥、精盐、味精、芝麻油、清油各适量。

做法：将荠菜摘去根须和黄叶，洗净后放入沸水中焯一下，捞出沥干，切成 2 寸长小段；豆腐干洗净，切成薄长片；将炒锅预热，加入清油，下姜末煸香，放入豆腐干薄片煸炒 1 分钟，再撒上葱花煸炒几下，盛入盘内，与荠菜段、蒜泥、精盐、味精拌匀，在淋上芝麻油拌匀。可常食。

功效：清热解毒，辅助防癌，降血压，适用于健康人、肺癌等伴有血压偏高者。

12. 黑色防癌抗癌食物

黑色食物包括两种：一是黑颜色的食品；二是粗纤维含量较高的食物。常见的黑色食物有黑芝麻、黑豆、黑米、黑荞麦、黑枣、黑葡萄、黑松子、黑香菇、黑木耳、海带、乌鸡、黑鱼、甲鱼等。科学研究证实，有 24 种黑色食物具有抗癌作用，其中尤以鳖、乌梅、海参、黑枣、黑木耳、乌贼墨汁等为佳。这些黑色食物中含有丰富的蛋白质、氨基酸和微量元素硒，这些物质都具有良好的抗癌作用。其中硒能降低黄曲霉素、苯并芘、亚硝胺等致癌物的毒性，还能组成谷胱甘肽过氧化酶，能使有毒过氧化物分解。

常用的黑色食物食疗方如下。

【海带煮鸭子】

原料：海带 150 克，鸭子 1 只，生姜 6 克，葱 10 克，食盐 5 克。

做法：先将鸭子宰杀后，去毛及内脏，再把海带洗净后塞入鸭肚内，加调料同煮至鸭肉熟烂。

用法：佐餐食用，每 3 ~ 5 日 1 剂，可常食。

功效：清热解毒，软坚散结，抗癌，适用于各种肿瘤，尤其是颅内肿瘤患者，症见头痛、呕吐、视物模糊、突然视力下降等。

【木耳醋鸡肝】

原料：木耳 10 克，胡萝卜丝 250 克，鸡肝 2 副以上，酱油 50 毫升，醋 125 毫升，黄油、精盐、白糖各适量。

做法：将各调料混匀，备用。木耳在锅内热水中迅速加热煮过，放入上述混合调料；将鸡肝加精盐、黄酒调匀，将前述所有各料放入锅内同煮；待熟时放入胡萝卜丝，拌匀即可食用。

功效：补气活血，养肝利肠，适用于肝癌大便失调者。

13. 坚果类防癌抗癌食物

（1）杏仁：杏仁抗肿瘤作用主要是由于苦杏仁中含有一种生物活性物质——苦杏仁苷。苦杏仁苷能抑制黄曲霉素和杂色霉菌的生长，能帮助体内胰蛋白酶消化癌细胞的透明样黏蛋白膜，能间接增强白细胞吞噬功能，达到防癌抗癌的效果。此外，杏仁中富含蛋白质、脂肪、糖类、胡萝卜素、B 族维生素、维生素 C、维生素 P 及钙、磷、铁等营养成分，经证实有较强的抗癌作用，故人们将杏仁称为抗癌之果。癌症患者及术后放、化疗的人适宜食用，但幼儿、糖尿病患者、经常腹泻者不宜食用。杏仁不可以大量食用，生杏仁不可以食用。

（2）莲子：又叫莲蓬子，为睡莲科植物莲的果实或种子。莲子味甘涩，性平，归肾、心经，有益心补肾、健脾止泻、固精安神的作用。

莲子营养十分丰富，除含有大量淀粉外，还含有 β 谷甾醇、棉子糖、脂肪、蛋白质、生物碱、维生素及丰富的钙、磷、铁等。莲子善于补五脏不足，通利十二经脉气血，使气血畅而不腐。莲子所含氧化黄心树宁碱对鼻咽癌有抑制作用。

（3）核桃：核桃科落叶乔木植物核桃的果实，核桃的可食部分为其果仁，即核桃仁。核桃仁既可健脑，又可防癌抗癌。核桃味甘，性温，入肺、肝、肾三经。

核桃含有丰富的脂肪油、蛋白质、钙、磷、铁、胡萝卜素、维生素 B_1、

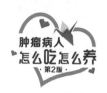

维生素 B_2、糖类、烟酸等成分。宋代刘翰等著《开宝本草》中记述，核桃仁"食之令肥健，润肌，黑须发，多食利小水，去五痔"。明代李时珍著《本草纲目》记述，核桃仁有"补气养血，润燥化痰，益命门，处三焦，温肺润肠，治虚寒喘咳，腰脚重疼，心腹疝痛，血痢肠风"等功效。核桃对癌症患者还有镇痛、提升白细胞及保护肝脏等作用。

（4）花生：又名落花生，属于蝶形花科落花生属一年生草本植物。花生味甘、性平，入脾、肺经，具有润肺化痰、醒脾和胃之功效。

花生内含丰富的脂肪和蛋白质。据测定花生果内脂肪含量为44%～45%，蛋白质含量为24%～36%，含糖量为20%左右，同时还含有维生素 B_1、维生素 B_2、烟酸等多种维生素，无机盐含量也很丰富。另外，还含有人体必需氨基酸，有促进脑细胞发育，增强记忆的功能。花生、花生油中含有一种生物活性很强的天然多酚类物质——白藜芦醇。它是肿瘤疾病的天然化学预防剂，同时还能降低血小板聚集，预防和治疗心脑血管疾病。另外，花生纤维组织中可溶性纤维素可降低有害物质在人体内的吸收，多食花生具有防治大肠癌的作用。

（5）葵花籽：葵花籽是向日葵的果实，向日葵属于菊科向日葵属。葵花籽可直接炒食，香脆可口，营养价值较高。

葵花籽的脂肪含量可达50%左右，其中主要为不饱和脂肪，而且不含胆固醇，亚油酸含量可达70%。另外，还含有丰富的铁、锌、钾、镁及维生素 B_1、维生素 E、胡萝卜素等。葵花籽的防癌抗癌作用主要是由于其含有丰富的胡萝卜素，在体内可以转变为维生素 A，当维生素 A 充足时，细胞膜上黏多糖的合成增加，细胞膜外壁增厚，从而封闭了能与癌结合的受体，从而防止癌变发生。另外，葵花籽中含有的纤维素、维生素 E 也具有较好的防癌作用。

此外，开心果、腰果、松子、大豆、板栗等均含有丰富的营养成分，且具有防癌抗癌作用，在日常生活中可酌情选用。

14. 水果类防癌抗癌食物

（1）草莓：为蔷薇科草本植物草莓的成熟果实。草莓性凉而味甘、酸，能润肺健脾、健脾和胃、利尿止泻，主治口渴、食欲缺乏、消化不良等。

草莓含有蛋白质、脂肪、糖类、有机酸、钙、磷、铁、钾、锌、硒、胡萝卜素、维生素 B_1、维生素 B_2、烟酸、维生素 C、维生素 E 等。草莓所含营养非常丰富，且容易被人体吸收，其保健价值极高，故有"水果皇后"之称。草莓具有防癌抗癌之食疗作用。草莓富含的植酸是一种抗氧化剂，对细胞有保护作用，同时草莓所含的鞣花酸能抑制和防止黄曲霉素、亚硝胺、多环芳香碳氢化合物等的致癌作用，具有一定的抑制恶性肿瘤细胞生长的作用。

（2）猕猴桃：猕猴桃为猕猴桃科植物猕猴桃的果实，其性寒，味甘、酸，入脾、肾、膀胱经，具有清热生津、止渴消烦、利水通淋等功效。

猕猴桃果汁能阻断致癌物质 N－亚硝基吗啉在体内合成，预防多种癌症的发生。有资料表明，猕猴桃对防治胃癌、大肠癌、食管癌、肺癌、皮肤癌、前列腺癌等有一定作用。猕猴桃能通过保护细胞间质屏障，消除食入的致癌物质，对延长癌症患者生存期起一定作用。因其有清热生津、活血行水之功，尤适于癌症患者放疗后食用。

（3）苹果：苹果为蔷薇科植物苹果的果实。苹果性平，味甘、酸，入脾、肺经，具有生津止渴、补脑润肺、补脾止泻之功效。

西谚有云："一日一苹果，医生远离我。"苹果中所含的选择素是一种分裂原，可以刺激淋巴细胞分裂，增加淋巴细胞数量，也可以诱生干扰素，对防癌抗癌具有重要的作用。另外，苹果中含有的黄酮类化合物可以降低癌症的发生。美国的一项科研成果表明，每天一个苹果可以有效预防癌症。

（4）香蕉：香蕉性寒，味甘，入肺、大肠经，具有清热生津、润肠解毒、降压降糖之功效。

香蕉含有称为"智慧之盐"的磷，又有丰富的蛋白质、糖、钾、维生素 A 和维生素 C，同时膳食纤维也多，是相当好的营养食品。香蕉中含有大

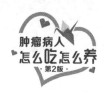
量糖类和粗纤维，能将人体内的致癌物质迅速排出体外，其经细菌消化生成的丁盐酸是癌细胞生长的强效抑制物质。另外，香蕉中所含的 5 - 羟色胺也能保护胃黏膜，防治胃溃疡，预防胃癌。香蕉性寒滑肠，凡脾胃虚寒、便溏腹泻者不宜多食。

（5）葡萄：葡萄又叫山葫芦、蒲桃，为葡萄科植物葡萄的成熟果实。葡萄性平，味酸，入肺、脾、肾经。具有补气益血、滋阴生津、强筋健骨、通利小便之功效，主治气血虚弱、肝肾阴虚、小便不利等病症。

葡萄中含有一种叫白藜芦醇的化合物，可以防止正常细胞癌变，并且能够抑制已经癌变的细胞扩散，具有较强的防癌抗癌作用。

其他水果如柑橘橙类、木瓜、芒果、杨梅、梨、乌梅、无花果、杏、桑葚、山楂等均具有一定的防癌抗癌作用，日常生活中可酌情选用。

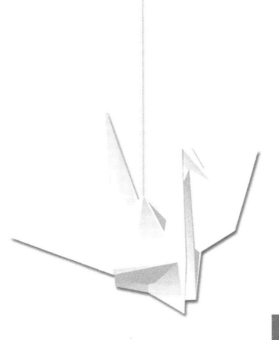

Part 3

防治肿瘤必知的
生活细节

1. 癌症患者日常起居的五大注意事项

一大"注意"：要精神饱满、情绪乐观，生活安排得丰富多彩。

二大"注意"：要生活有规律，既不要卧床大养，也不要过度劳累。

三大"注意"：要注意调节饮食。癌症患者在康复期要设法增进食欲，饭菜要清口，荤素搭配，粗精兼食，既不能单调乏味又不可过于油腻，以易消化吸收为宜。进食时要环境轻松、心情愉快、不偏食、不过多忌食，更不要暴饮暴食。

四大"注意"：要积极治疗其他并发症，由于癌症患者一般体质较弱，往往伴有并发疾病，如上呼吸道感染、肺炎、肠炎、糖尿病、心脑血管疾病等，在康复期要进行积极治疗。

五大"注意"：要进行适当的体育锻炼。

2. 不良基因+外界刺激=癌细胞

肿瘤致病原因与环境和遗传等因素有关，但这并非意味着癌症患者的下一代都会得癌。如果很不幸，您遗传到了显性基因，但这个基因想要在您的身体里捣乱，那还得需要您的"配合"，比如坏的生活方式。不良基因和外界刺激，二者相互作用才会造出癌细胞来。如果对致癌原因做一个细分，第一位就是生活方式，已经有确切的研究数据显示，许多癌症与生活方式相关。吸烟、环境污染、食物污染、生活压力等，也都是导致近年来癌症发病率不断增高的主要原因。

据统计，80% 癌症是由不良生活方式和环境因素引起的；35%～40% 癌症与不科学、不合理的膳食有关；30% 癌症由吸烟引起，且被动吸烟的危害更大；5% 癌症则与饮酒有关，统称为"生活方式癌"。重点需要注意以下几方面的预防。

（1）戒烟少酒：前面已介绍到，烟草和酒精是国际癌症研究机构公布的明确的I类致癌物。吸烟可能直接导致至少14种癌症。据统计显示，吸烟导致了82%肺癌、74%喉癌、50%食管癌、47%膀胱癌、23%肝癌、17%胃癌等。喝酒，不仅仅伤肝，数据显示，酒精导致了41%口腔癌、22%肝癌、21%食管癌、16%乳腺癌、13%结直肠癌。

大家都听说过"红酒养生"，其实红酒也是有风险的，虽然喝红酒可能对心血管有好处，但会显著增加患癌风险，包括女性乳腺癌。欧洲数据显示，即使每周只喝3杯红酒，女性乳腺癌发病率也会增加15%！

从防癌角度来看，必须做到戒烟、少酒。

（2）饮食：忌食发霉、变质的食物，发苦的坚果、劣质芝麻酱、不正规小作坊的自榨油，这些都可能含有大量黄曲霉素。同时，忌食槟榔、腌制菜、加工肉，这些食品内含有较多的亚硝酸盐，而黄曲霉素及亚硝酸盐是公认的I类致癌物，有明确的致癌作用。尽可能少吃红肉、油炸食品、熏烤食品、蕨菜，这些食品会增加患癌风险。每天红肉限制在50 g以内。忌食过烫食物，可减少食管的损伤及食管癌的发生。宜食新鲜水果、蔬菜、白肉、蛋、奶、大豆制品等富含纤维素的食品，并尽量低温烹调。

（3）减肥，增加运动：肥胖是已知致癌因素，因此以前很多人推测锻炼防癌的主要原理是减肥。据统计，肥胖占了8%癌症发病率和6.5%死亡率。排在可预防致癌因素的次席，仅次于吸烟或二手烟。大量数据显示，超重和癌症发生率直接相关，比如超重的女性乳腺癌发生率增加了20%～40%；超重的男性肝癌发生率是正常体重者的2倍！

欧洲144万人的大数据分析发现，长期锻炼的人至少13种癌症发病率都显著降低。食管癌降低42%，肝癌降低27%，肺癌降低26%。

走路、跑步、游泳、健身、打球、太极拳、广场舞等，无论哪一种，您喜欢就好。即使不肥胖的人，经常锻炼也能显著降低多种癌症发病率。

（4）情绪：性格孤僻古怪、沉闷忧郁、心胸狭窄、多愁善感、厌世悲观、妒火旺盛、暴躁易怒、爱生闷气等诸如此类性格的人，容易为癌症所侵袭。究其原因，不良情绪能降低人的免疫功能，使内分泌失调，是一种强烈的"促癌剂"；而精神乐观可以提高人体的免疫功能，是最好的"抗体"。

日本专家经过实验发现，癌症患者笑过之后，体内天然杀伤癌细胞的活性物质大大提高，因此，要培养开朗乐观的性格，学会自我调节情绪，做到宽宏大度，笑口常开，确保心理健康。

（5）积极治疗感染性疾病：目前已知的宫颈癌、肝癌、胃癌、鼻咽癌都与病毒等病原微生物感染密切相关，积极控制病毒或细菌感染，在相当程度上可预防肿瘤的发生。

（6）改变不良生活习惯：如不要久坐、使用环保装修材料（家庭及汽车）、远离尾气、注意防霾、防油烟、远离辐射（户外过度暴晒、家庭大理石装修、手机、微波炉、注意职业防护），可减少致癌风险。

装修时用到的脲醛树脂黏胶及劣质汽车脚垫，均含有甲醛。甲醛可诱发口腔、鼻腔、咽喉、皮肤和消化系统及血液系统癌症。

日本横滨国立大学的研究表明，甲醛的释放是一个缓慢而长期的过程，可长达 10 ~ 15 年，会对人体造成长期的、不可逆的危害。

（7）哪些癌症最容易预防？了解了哪些因素致癌，咱们再换个角度，看看不同癌症种类可控外因所占的比例。外因比例越高，就越容易预防。

统计数据表明，可预防的癌症外因比例如表 3-1 所示。

表 3-1　可预防的癌症外因比例

癌症种类	比例（%）
宫颈癌	100.0
皮肤癌	95.0
肺癌	86.0
食管癌	73.0
肝癌	71.0
胃癌	56.0
结直肠癌	55.0
肾癌	54.0
乳腺癌	29.0
胰腺癌	25.0
甲状腺癌	13.0
非霍奇金淋巴瘤	9.0
霍奇金淋巴瘤	5.0
卵巢癌	4.0

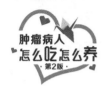

3. 防癌两步走，缺一不可

防病重于治病。预防恶性肿瘤两步走，首先倡导健康的生活方式，减少致癌因素。40%以上恶性肿瘤可以通过控制吸烟、健康饮食、适度运动、减少感染等健康的生活方式加以避免。其次是要求定期进行全身体检，要做到早发现、早诊断、早治疗。具有恶性肿瘤家族史、存在不良生活方式及年龄较大的人都属于易发恶性肿瘤的高风险人群，建议这一人群重视体检并要参加筛查，在疾病早期阶段就将其治愈。对已确诊的肿瘤患者要进行积极正确的医学治疗，争取获得最佳疗效。

4. 自我按摩防癌法

（1）叩齿咽津：口唇轻闭，上下齿有节律地叩击30次；然后用舌在齿唇之间用力卷抹，左、右各30次，生出津液徐徐咽下。

（2）摩睑揉眼：搓热手掌后摩睑，先左睑经额到右睑7~8次，再向相反方向摩7~8次。然后用两手食、中、无名指三指指节，沿两眼眶旋转揉动，先由内向外转，再由外向内转，各7~8次。

（3）抹额推头：用两手中指端从眉间抹向两侧，并逐渐抹到发际，共7~8次。再用两手大小鱼际按住头部两侧，由前发际推到后发际，共30~40次。

（4）振耳鸣鼓：两手四指摸到后枕部，掌心按紧耳道，做快速有节律的鼓压，共30次；然后，食、中指两指在枕部弹动，自觉"咚、咚"作响，共20次。

（5）揉腹擦腰：用左手按于脐部，右手按左手背上，用力顺时针转深揉腹部，共30~40次；然后两手握拳，以拳眼处抵于两侧腰部，上下擦动，动作快速有劲，共 30 ~ 40 次。

（6）搓脚心：用对侧手掌掌心搓脚心，快而有力，以脚心发热为止，先左后右。

以上动作，或全部应用，或根据情况选用，可在早上起床后，或晚上临睡前进行。

5. 防癌散步法

（1）普通散步法：速度为每分钟 60 ~ 90 步，每次应走 20 ~ 40 分钟。此法适合有冠心病、高血压、脑溢血后遗症或呼吸系统疾病的人。

（2）快速行走法：速度为每分钟 90 ~ 120 步，每次应走 30 ~ 60 分钟。此法适合身体健康的老人和慢性关节炎、肠道疾病、高血压恢复期的人。

（3）后臂背向散步法：即行走时把两手手背放在腰部，缓步背向行走 50 步，然后再向前走 100 步，这样一退一进反复走 5 ~ 10 次。此法最适合患有老年轻微痴呆症、神经疾病的人。

（4）摆臂散步法：走时两臂前后做较大的摆动，每分钟行走 60 ~ 90 步。这种走法适合有肩周炎、上下肢关节炎、慢性气管炎、肺气肿等疾病的人。

（5）摩腹散步法：步行时两手旋转摩腹部，每分钟行走 30 ~ 60 步，每走 1 步按摩 1 周。此法能增强胃肠道功能。

6. 打败肿瘤，心理疗法不可缺

肿瘤的发生与心理有很重要的关系。有专家强调，"癌症性格"实际就是指患者的不正常心理。一旦患上肿瘤，患者自救的重要手段就是调整自己的心理状态，改变自己的性格。

"心乱则百病生，心静则百病息"，古训言之有理。

静，对于肿瘤患者心理调整至关重要。

静，可使体内在压力减轻时释放出某种抗癌激素。

静，能轻松、舒适、宁静。

静，需要时间和方法。

静，需要肿瘤患者自我寻找。

肿瘤患者如何让自己静下来？这可不是一件简单的事情，需要多方面的努力。肿瘤患者先要制服七情之首——"怒"，才能静下来。"怒"伤肝，中医认为肝火旺会破坏气血，"怒则气逆，甚则呕血"，轻则造成胃肠功能紊乱，出现腹胀、恶心、无食欲；重则呕吐、伤脾胃。"人之七情，唯怒难制"，如何有效制怒？"忍以静息"，切忌怨天怨地怨自己，一定要在忍的基础上寻找那份"静"。肿瘤患者常常由于"怒"而焦虑、抑郁，这只能是雪上加霜，病情会更加严重。肿瘤患者在自己无法静下来的时候，也可以求助医生的帮助，常用的方法有控制呼吸法和药物辅助治疗；另外，还有一种生物反馈治疗方法也很有效。生物反馈治疗是利用科学仪器将与心理生理过程有关的人体功能活动的生物学信息处理和放大，训练人们对这些信息的识别能力，从而有意识地控制自己的心理生理活动，达到调整机体功能和防病治病的目的。

肿瘤治疗主张社会—心理—生物医学模式，社会要肩负起对患者心理安慰的重任，亲朋好友要通过社会行为更细致耐心地安抚肿瘤患者，医生对肿瘤患者有义务去行使人性化的关怀。避免治疗中对患者冷漠而使肿瘤患者感到不安、压抑、恐惧，采取医学有效的手段为患者解决问题。不同人格类型的肿瘤患者，对灾难来临的应激能力也有所不同。有人会坦然面对罹患顽疾，这类性格的人会很坚韧，能控制自己的情绪，很少出现"怒"。坚韧是对抗应激和心身疲惫的缓冲物，所以，在生活实践中培养自身坚韧的人格乃是维护心理健康的积极态度。肿瘤患者需要激情，要敢于面对现实战胜癌魔。更多的肿瘤患者很难做到这一点，这就需要社会、家庭、医生都来鼓励，让怯懦的肿瘤患者能坚强起来，树立战胜癌魔的信心，用成功的治疗案例和患者任何微小的好转来激励他们，鼓励他们，帮助他们真正建立起自信。

自信是成功的基础，对于肿瘤患者来说自信能自救。那么，如何使自己有自信呢？淡定与静是免费高效的肿瘤治疗。对待灾难降临要"既来之，则安之"。从此换一个活法，放下手头所有负担，自寻乐趣。养花喂鸟，下棋闲聊，听一些轻松的音乐，与亲朋好友多聊天、多说知心话，保持心胸开阔、开朗乐观的处世态度，让自己松弛下来。在美国很流行松弛疗法，这是发达国家倡导的科学治疗方法。

心理学有一种专业术语，即"无意识"状态。无意识是相对于意识来说的。意识就是能觉察到主体的存在、客体的存在、主体与客体关系的存在，而无意识则是没有觉察到这三个方面的"存在"。从觉察到与否的角度来看，人的复杂心理就是由无意识与意识两部分组成的，也就是说，人们有目的的有意心理活动部分总称为意识，而没有目的的无意心理活动部分总称为无意识。无意识状态就是一种"忘我"，"忘掉强健的身体，忘掉敏锐的智慧，忘掉自己的身心"。高僧打坐最高境界就是追求"忘我"，这种无意识的"忘我"会有效地调节气血，疏导经络，达到无烦恼、无人之仙境。

国外有一种冥想疗法，也是一种心理治疗。有一位患晚期喉癌的中年女性患者，外科医生告诉她已经失去了手术机会，没有什么更好的治疗方案提供给她。但在心理医生的指导下，她开始了静坐冥想，每天冥想自己号召体内的 T 细胞去围歼自己喉部的癌细胞。6 个月后，再去医院复查，竟然发现严重的喉癌瘤灶奇迹般地消失了。这不是传说，这样的例子还有很多。肿瘤患者最好让自己静下来，"忘我"地去想象，让自己荡漾在静静无人的湖水中，翱翔在蔚蓝的天空，漫步于鲜花遍野的大草原，聆听大自然的平静之声，这会激发灵魂中美好的记忆，在松弛中得到新生。

7. 肿瘤是否会传染

很多患者或家属都会关心这样一个问题：恶性肿瘤患者会不会把肿瘤传染给家人，尤其是妇女、儿童等弱势群体。单就肿瘤本身来讲，是不会传染的，即使和他们共同生活，吃同一碗饭，喝同一碗汤，那也是没问题的。没有人是因为接触了肿瘤患者而患上肿瘤的。在家庭生活中不要刻意把患者隔离起来，这些肿瘤患者更需要大家的关心和爱心。但从肿瘤的致病相关因素来讲，如原发性肝癌往往伴有乙型肝炎、宫颈癌往往伴有 HPV 感染等，这

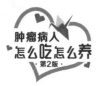

种情况下家人还是应该适当采用必要的措施，减少自身感染病毒的机会。

8. 肿瘤患者是否能够生育

　　癌症的三大治疗手段（手术、放疗和化疗）都会对生育功能产生直接损伤。放疗对生育能力的损伤取决于性腺接受的射线剂量和放疗方法。射线剂量达到 0.1~0.2 Gy 就会影响睾丸的生精能力，剂量 >1.2 Gy 就会明显延长生精能力恢复时间，剂量 >4 Gy 就会发生不可逆的损伤。除了影响生精能力外，放疗会明显增加精子的 DNA 损伤，持续达治疗后 1~2 年，从而影响生精能力恢复后的生育能力。

　　放疗对妇科肿瘤患者生育功能也有较大影响，以宫颈癌为例，无论是早期的手术治疗，还是放疗，虽然疗效较好，但也在一定程度上永久性地破坏了卵巢和阴道，使患者生活质量下降。年轻患者的家庭生活还会因此受到影响，甚至难以面对今后的生活。化疗可影响卵巢功能及引发停经和绝经。化疗相关的停经与患者年龄、化学药物种类及其总剂量有关。目前临床上应用的许多乳腺癌化疗方案与不育和卵巢功能早衰相关。

　　一些恶性肿瘤，如甲状腺癌、肺癌、胃肠道肿瘤在手术后较长时间（如 3~5 年以后）怀孕和生育可能不会受影响。对于儿童和年轻肿瘤患者来说，她们不但希望治愈疾病，而且希望保留生育能力。因此，尊重和理解患者的生育权利，更多地关注其心理问题，不但有助于改善这部分患者的预后，而且有助于提高其生存质量。医生在面对年轻肿瘤患者尤其是妇科肿瘤患者时，应优先考虑患者的生育功能、内分泌功能（卵巢是否保留）和阴道性功能（正常性生活的保证）问题。同时患者及其家属也要慎重考虑并决定是否保留生育能力，在被告知保留生育功能可能引起的风险情况下，能够愿意承担复发的风险。

9. 癌症患者能不能过性生活

　　一般来说，当患者生命受到癌症的严重威胁时，体力下降，情绪低落，这些自然暂时降低了患者对性生活的兴趣和要求。在癌症治疗期间如手术、放疗、化疗均可产生疲劳和各种不良反应，处于虚弱状态下的患者是不宜进行性生活的。当肿瘤治疗结束、病情稳定后，随着体力逐渐恢复，对疾病和治疗带来的种种变化也有所适应，患者提出恢复性生活的想法是正常的；且在癌症治疗结束以后，病情稳定，在康复过程中，体力逐渐恢复，这时有恢复性生活的要求也是合乎情理的。但是，由于疾病的长期消耗和治疗的影响，患者在开始恢复性生活时会感到力不从心，且夫妻双方都会产生一系列疑虑和不安，如"性生活是否对患者身体有害""肿瘤是否会通过性生活传染"等。其实，这些顾虑是不必要的。适度、和谐、有规律的性生活不但对身体无害，而且可增强患者的自信心，调整患者的内分泌系统，有利于患者的康复。因为肿瘤疾病不是传染病，并没有通过性生活而传染给对方的证据。性能力的恢复，从另一方面也反映了整个机体的恢复。

　　那么什么时候恢复性生活最合适呢？如何把握性生活的适度呢？这很难有统一固定的答案，需要视患者病情恢复程度，因人而定。一般而言，以性生活不感到勉强，并在次日不感到疲乏为宜。如果性生活第二天带来了头昏脑涨、腰酸腿软、精神不佳等不适现象，那就要加以节制。中医讲究要补肾固精，提高身体抵抗力，精液过度耗损常导致肾亏（"肾藏精"）而引起上述症状，故以节制为好。这个问题对不同年龄和性别的患者来说也各不相同，要根据具体情况而定，可向医生咨询，以达到生活美满和感情和谐。

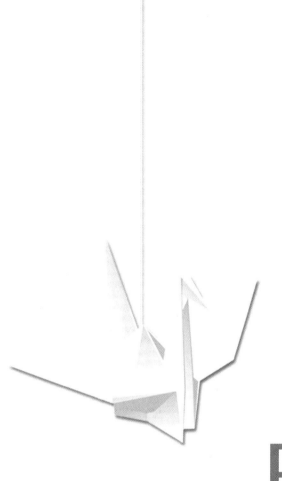

Part 4

老中医教您防治
肿瘤

1. 防治肿瘤，中医也拿手

　　中医没有"肿瘤"一词，肿瘤在中医学中被认为是水—饮—痰—聚—积—瘤—癌逐步发展的结果。癌在中医学中被称为"岩"，其至今仍是威胁人类健康、损害人类生命的一大毒手。中医博大精深，中药在防治肿瘤、减毒增效方面具有显著优势，已经越来越多地被人们所了解和接受；但中医其他疗法在防治肿瘤方面的优势大多数人们还不太了解，尤其是中医外治法在中医各种疗法中堪称一绝，痛苦少，不良反应小，便于操作，患者易于接受。基于以上优点，为了进一步提高人们对于中医的认识，为了更好地服务于临床，服务于大众，我们集各大名老中医之所长，教您如何防治肿瘤。

2. 带您认识中医的按摩疗法

　　早在秦汉时期，我国第一部医学专著《黄帝内经》中就有了对于按摩疗法的论述，同时在这一时期，我国第一部按摩专著《黄帝歧伯·按摩十卷》也问世了。魏、晋、隋、唐时期，按摩治疗和按摩保健已十分流行，并传入朝鲜、日本、印度和欧洲。宋、金、元时期，按摩防治的范围更为广泛，涉及内、外、妇、儿各科疾病。及至明、清时期，在此基础上，按摩理论有了进一步发展，尤其是用按摩方法治疗小儿疾病、对慢性疾病的防治形成了独特体系。通过大量临床实践研究，按摩疗法成为一种重要的防治疾病的方法，广泛应用于临床，为人类的健康做出了极大贡献。

　　按摩疗法的机制为：一是使局部血管扩张，增加血液和淋巴液等循环，以改善局部组织的营养状态，促进新陈代谢及滞留体液或病理渗出物的吸收；二是诱导深部组织的血液流向体表，或使一部分血液瘀滞于局部，或使深部组织充血，以减低体内或其他部位的充血现象，促进病理产生物的消散；三是调节肌肉功能，增强肌肉弹性、张力和耐久性，缓解病理紧张并促进排出有毒代谢产物；四是影响神经功能，使其兴奋或镇静，从而振奋精神或解除疲劳，进而达到治疗的目的。

3. 恶性肿瘤按摩疗法的3个根本

　　肿瘤，可以说是常见的一种慢性疾病。中医认为肿瘤是邪气留滞不去，正气不能达邪外出而发生的疾病，可以归结为正气内虚、气滞、血瘀、痰结、湿聚、热毒等相互纠结，日久积滞而成有形之肿块。调理肝、脾、肾功能，可以起到预防肿瘤的作用。无论治疗哪种恶性肿瘤均要抓住3个根本，即脾、肾、肝。肾为先天之本，脾为后天之本，肝喜调达。中医称右肾为命门（有生命之门的含义），认为命门居两肾之中，即人生之太极（指命门为全身生命活动的原动力）；中医认为肾藏精，肾精的盛衰决定着人整个生长发育及抗御外邪的能力，肾是人体的发动机，是人体阳气的原动力，是生殖之源。命门之火就是丹田真气的根本，是人体免疫力的本源，因此，肾虚是本病之源。脾为后天之本，人出生后营养物质的供给，都需要脾胃的消化吸收，运化水谷精微，升清降浊与胃共同化生气血，是人体气机升降的枢纽，与肾脏先后天相互支撑、相互促进才能保证人体健康长寿。按摩脾的相关穴位能增强脾的功能，促进机体吞噬有毒细胞，特别是癌细胞，同时还可增加白细胞的作用。"肝为君主之官，谋略出焉"，《黄帝内经》认为肝是将军之官，肝主疏泄能将人体多余之气疏泄掉，也就是说，人是一个情绪的生命体，之所以成为万物之长，就是有智慧、有情绪。古代医家认为人的七情六欲的抒发，全靠肝脏的克制作用。肝藏血，藏血显示出肝脏的能力和巨大的牺牲精神，《黄帝内经》云："人卧则血归肝。"人在休息时全身血液经过肝脏，并且很多有毒物质的解毒均靠肝脏，肝脏既是人体的化工厂，又是营养存贮库，更是解毒中心，肝脏功能的顺达，是维持生命正常运行的关键。因此，在肿瘤防治方面，尤其需紧紧抓住"脾、肾、肝"这3个根本。

4. 癌症患者如何采用按摩疗法来预防保健呢

疗法1

[方法] 取风池、大椎、肩井、命门、曲池、合谷穴，采用擦、拿、抹、摇、拍击手法。

[功能主治] 扶正固本，宽胸理气。主治肺癌因气机不畅而咳嗽、喘气、胸痛者，也可用于鼻咽癌。

疗法2

[方法] ①患者取仰卧位，医者站其身旁，一手点内关，另一手点足三里，同时进行。先点左侧，再点右侧。②用双手拇指沿肋弓向两侧做分推法数次，取中脘、梁门穴。③患者俯卧，医者站其身旁，用双手掌揉背腰部数次，取至阳、脾俞、胃俞、三焦俞穴。④用手掌揉搓小腿后侧（承山穴一带）数次，使局部有发热感觉。此法有生热祛寒、温暖脾胃的作用，适用于胃痛属寒性者。⑤按压二三掌骨缝的"落零五"穴，局部有酸痛感者，效果好。

[功能主治] 行气活血止痛。主治胃癌。

疗法3

[方法] ①捏拿背部胃俞穴处肌肉 15～20 次；②按揉足三里、内关穴各 1 分钟。

[功能主治] 止呕。主治胃癌呕吐。

疗法4

[方法] 取肝俞、胆俞、阳陵泉、丘墟、太冲、胆囊等穴，采用按、压、揉、摩、拍击等手法。

[功能主治] 疏通经络，宣通气血。主治肝癌术后、放疗或化疗后。

疗法5

[方法] 取大椎、肩井、脾俞、胃俞、中脘、气海、天枢、足三里等穴，采用擦、拿、抹、摇、拍击等手法。

[功能主治] 扶正，理气止痛。主治胰腺癌腹痛、腹胀及呕吐。

疗法 6

［方法］取合谷、关元、内关、足三里、三阴交等穴，采用擦、拿、转、摇等手法。

［功能主治］健脾和胃，调理胃肠功能。主治大肠癌。

疗法 7

［方法］取肾俞、关元、三阴交、大椎、曲池、合谷等穴，采用擦、拿、抹、摇、拍击等手法。

［功能主治］补肾健脾，扶正祛邪。主治膀胱癌。

5. 食管癌的按摩疗法

用"三焦分治"手法：在上焦（天突 RN22—鸠尾 RN15）用按法；至鸠尾 RN15 处，一手按穴位，另一手向下行（中焦，鸠尾 RN15—神阙 RN8）用摩法，手法不急不缓；摩至神阙 RN18 处，复换为揉法，缓缓下行（下焦，神阙 RN8—曲骨 RN2）。每次按摩约 20 遍。这种手法具有疏通经络、消瘀导滞、畅行气血、补益脏腑的功能。

6. 卵巢癌的按摩疗法

（1）卵巢癌的基本手法：①患者取仰卧位，医者坐或立其侧，以单掌揉按其小腹 10 次，手法应深沉柔和，然后施掌振法 3~5 分钟；②双掌拇指置血海穴上，余四指拿按膝上肌肉，点按拿揉并行，操作 3~5 分钟；③点按、弹三阴交、阴陵泉穴各 1 分钟；④患者取俯卧位，医者单掌按抚于其腰骶部八髎穴处，上下搓按，以热透小腹为佳；⑤揉按患者肾俞、命门穴各 1 分钟，每日 1 次。

（2）按摩时注意事项

1）明确诊断，选用穴位，确定手法，做到心中有数，考虑全面，有中心，有重点。

2）根据不同疾病与按摩部位的不同，采用合适的按摩体位。这个体位要使患者舒适，治疗方便，有利于各种手法的操作。不论是自我按摩或由别人按摩，都要注意。

3）按摩的操作程序、强度、时间，需根据治疗中患者的全身与局部反应及治疗后的变化随时调整，并应掌握急则治"标"、缓则治"本"的原则。

4）做好患者的解释工作，嘱咐患者不要紧张，肌肉要放松，呼吸自然，宽衣松带。做腰背和下腹部的按摩，应先排空大小便。患者在过饥、过饱及醉酒后均不适宜按摩，一般在餐后 2 小时按摩较妥。对患者要耐心、认真、亲切、负责，使患者对医生既信任又能配合治疗。自我按摩时也要注意放松和时间安排。

5）按摩时操作者的双手要保持清洁、温暖，不要损伤被按摩部位的皮肤，并要注意室温及被按摩部位的保暖。

6）对于保健按摩（不论是自我按摩，还是由别人操作），一定要持之以恒，方能达到防治疾病、强壮身体的目的。

7）在按摩结束之后，被按摩者应感到全身轻松舒适，原有症状有所改变；但有时会有不同程度的疲劳感，这是常见反应。按摩后要注意适当休息，避免寒凉刺激，更不要再度损伤。被按摩者应配合治疗，保持治疗效果。

8）骨转移患者禁忌按摩。

7. 谈谈拔罐疗法抗肿瘤

拔罐适用于各期癌症的辅助治疗，以癌痛者最适宜。采用多部位拔罐留罐方式，用闪火法在穴位上留 10 ~ 15 分钟，待拔罐部位充血、瘀血时，将罐取下，隔天 1 次，10 次为 1 个疗程。休息 1 周后再重复第 2 个疗程。

临床拔罐疗法是传统中医常用的一种治疗疾病的方法，这种疗法可以逐寒祛湿、疏通经络、祛除瘀滞、行气活血、消肿止痛、拔毒泻热，具有调整人体阴阳平衡、解除疲劳、增强体质的功能，从而达到扶正祛邪、治愈疾病的目的。所以，许多疾病都可以采用拔罐进行治疗。对于肿瘤的防治，拔罐疗法也可成为一种简便易行的方法。

拔罐疗法采用的工具——罐有许多种，有玻璃罐、陶瓷罐、竹罐、橡胶罐等，甚至家中的罐头瓶也可以用于拔罐。临床中用得较多的是玻璃罐、陶瓷罐、竹罐，而橡胶罐在家庭中用的较多，因为它使用方便，用手一捏，即可嘬住，非常容易掌握，只要明白哪里痛就拔哪里即可；但它不能用火，少了一个重要环节，效果就要差一些，所以医院一般不用这种。玻璃罐光滑透明，可以透过玻璃观察罐内皮肤充血、瘀血、起泡及放血时的出血情况等，所以在临床中用得最多。

拔罐疗法可使用另一个工具——探子，或叫火把，可用一截较粗的铅丝，一头弯成圆圈状，易于用手握住，另一头缠上棉花及纱布，用来蘸酒精、点火。

拔罐的方法有很多，主要有拔罐、闪罐、走罐、放血拔罐4种。

拔罐是最简单、最基本的方法，具体操作为：一般用一只手持罐，另一只手拿探子，将着火的探子在罐中晃上几晃后，撤出，之后迅速将罐放在要治疗的部位，然后用手轻轻拔一拔罐子，看是否嘬上了。拔罐时应注意：不要将探子上的酒精抹在罐子口上，也不要将探子上的酒精滴落在患者的皮肤上，以防止烫伤患者。

闪罐就是将已拔上的罐子迅速取下，然后再拔，再取下，反复多次。闪罐法多用于虚寒证，或肌肉萎缩，或需重点刺激的穴位。闪罐时应注意：罐子在反复闪拔中，其本身的温度也在迅速升高，故应备有多个罐子，交替使用，以防止烫伤皮肤。

走罐是指在罐子拔上以后，用一只手或两只手抓住罐子，微微上提，推拉罐体在患者的皮肤上移动，可以向一个方向移动，也可以来回移动。所以说，走罐不是作用于一个穴位，而是作用了数个穴位，一部分或一段经络。如后背的膀胱经，就是经常走罐的部位。走罐时应注意：走罐前要在欲走罐的部位或罐子口涂抹一些润滑剂，如甘油、石蜡油、刮痧油等，以防止走罐时拉伤皮肤。本法常用于后背酸痛、发凉、头晕、感冒等。

放血拔罐是指在选定的穴位上或脓肿处，用三棱针扎上几针，再在上面拔罐。体内的瘀血、脓血会沿着针眼流出。放血拔罐时应注意：起罐后应做好消毒工作。本法一般用于发热、热毒引起的疾病。拔罐时经常采取的体位为仰卧位、俯卧位、坐位等。

拔罐疗法的禁忌证：晚期癌症、心脏病、血液病、皮肤病及皮肤损伤、精神病或神经质、肺结核及各种传染病、各种骨折、极度衰弱、过度疲劳、孕妇、妇女月经期、过饱、过饥、过渴、醉酒等，均应慎用或禁用拔罐疗法。

拔罐时应注意以下几点。

（1）保暖：拔罐时均要在脱衣服后才能治疗，所以治疗时应避免有风直吹，防止受凉，保持室内温度。

（2）避免烫伤：不要将燃烧的酒精落在患者身上，过热的罐子勤更换。

（3）不宜拔的部位：心前区、皮肤细嫩处、皮肤破损处、皮肤瘢痕处、乳头、骨突出处。

（4）拔罐频率：同一部位不能天天拔。在拔罐的旧痕未消退前，不可再拔罐。

（5）突发情况：拔罐时应密切观察患者的情况，如有晕罐等情况，应及时处理。

8. 唠唠中医特色疗法之一——刮痧

刮痧施术于皮部，对机体的作用可分为两大类，一是预防保健作用；二是治疗作用。

（1）预防保健作用：刮痧疗法的预防保健作用包括健康保健预防与疾病防变两类。刮痧疗法作用部位是体表皮肤，皮肤是机体暴露于外的最表浅部分，直接接触外界，且对外界气候等变化起适应与防卫作用。皮肤之所以具有这些功能，主要依靠机体内卫气的作用。卫气出于上焦，由肺气推送，先循行于皮肤之中，卫气调和，则"皮肤调柔，腠理致密"（《灵枢·本脏》）。健康人常做刮痧（如取背俞、足三里等穴）可增强卫气，卫气强则护表能力强，外邪不易侵表，机体自可安康。若外邪侵表，则会出现恶寒、

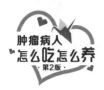

发热、鼻塞、流涕等表证，及时刮痧（如取肺俞、中府等穴）可将表邪及时祛除，避免表邪不祛蔓延进入五脏六腑而生大病。

（2）治疗作用：刮痧疗法的治病作用表现在以下几个方面。

1）活血祛瘀：刮痧可调节肌肉的收缩和舒张，使组织间压力得到调节，以促进刮拭组织周围的血液循环，增加组织的血流量，从而起到"活血化瘀""祛瘀生新"的作用。

2）调整阴阳：刮痧对内脏有明显的调整阴阳平衡的作用，如肠蠕动亢进者，在腹部和背部等处使用刮痧手法可使亢进受到抑制而恢复正常；反之，肠蠕动功能减退者，则可促进其蠕动而恢复正常。这说明刮痧可以改善和调整脏腑功能，使脏腑阴阳得到平衡。

3）舒筋通络：肌肉附着点和筋膜、韧带、关节囊等受损伤的软组织，可发出疼痛信号，通过神经的反射作用，使有关组织处于警觉状态，肌肉的收缩、紧张直到痉挛便是这一警觉状态的反应，其目的是为了减少肢体活动，从而减轻疼痛，这是人体自然的保护反应。此时若不及时治疗，或是治疗不彻底，损伤组织可形成不同程度的粘连、纤维化或瘢痕化，以致不断地发出有害的冲动，加重疼痛、压痛和肌肉收缩紧张，继而又可在周围组织引起继发性疼痛病灶，形成新陈代谢障碍，进一步加重"不通则痛"的病理变化。临床经验得知，凡有疼痛则肌肉必紧张；凡有肌紧张又势必会疼痛，其常互为因果关系。同样，刮痧治疗中看到，消除了疼痛病灶，肌紧张也就消除；如果使紧张的肌肉得以松弛，则疼痛和压迫症状也可以明显减轻或消失，同时有利于病灶修复。

现代刮痧是消除疼痛和肌肉紧张、痉挛的有效方法，主要机制为：一是加强局部循环，使局部组织温度升高；二是在用刮痧板为工具配用多种手法直接刺激作用下，提高了局部组织的痛阈；三是十二经脉与十二皮部的关系，"欲知皮部，以经脉为纪者，诸经皆然"。十二皮部的划分是以十二经脉循行分布为依据的，即十二经脉都各有分支之络，这些络脉浮行于体表，有各自的分布区域，因为经脉有十二，所以皮部也分为十二，手足六经相合则称为六经皮部。经脉的分支为络脉，皮部又可说是络脉的分区，故《素问·皮部论》又说："凡十二经络脉者，皮之部也。"皮部之经络的关系对诊断、治疗疾病有重要意义。

4）信息调整：人体的各个脏器都有其特定的生物信息（各脏器的固有频率及生物电等），当脏器发生病变时有关生物信息就会发生变化，而脏器生物信息的改变可影响整个系统乃至全身的功能平衡。通过各种刺激或各种能量传递的形式作用于体表的特定部位，产生一定的生物信息，通过信息传递系统输入到有关脏器，对失常的生物信息加以调整，从而起到对病变脏器的调整作用。这是刮痧治病和保健的依据之一，如用刮法、点法、按法刺激内关穴，输入调整信息，可调整冠状动脉血液循环，延长左心室射血时间，使心绞痛患者的心肌收缩力增强，心排出量增加，改善冠心病心电图的ST段和T波，增加冠脉流量和血氧供给等；如用刮法、点法、按法刺激足三里穴，输入调整信息，可对垂体、肾上腺髓质功能有良性调节作用，提高免疫能力和调整肠运动等。

5）排除毒素：刮痧过程（用刮法使皮肤出痧）可使局部组织形成高度充血，血管神经受到刺激使血管扩张，血流及淋巴液增快，吞噬作用及搬运力量加强，使体内废物、毒素加速排除，组织细胞得到营养，从而使血液得到净化，增加了全身抵抗力，从而减轻病势，促进康复。

6）行气活血：气血（通过经络系统）的传输对人体起着濡养、温煦等作用。刮痧作用于肌表，使经络通畅，气血通达，则瘀血化散，凝滞固塞得以崩解消除，全身气血通达无碍，局部疼痛得以减轻或消失。现代医学认为，刮痧可使局部皮肤充血，毛细血管扩张，血液循环加快；另外，刮痧的刺激可通过神经－内分泌调节血管舒缩功能和血管壁的通透性，增强局部血液供应，从而改善全身血液循环。刮痧出痧的过程是一种血管扩张渐至毛细血管破裂，血流外溢，皮肤局部形成瘀血斑的现象，此等血凝块（出痧）不久即能溃散，同时会形成一种新的刺激素，能加强局部新陈代谢，有消炎作用。中医的"痧症"是以症状而起的名字，是指刮痧后痧痕明显的病症。刮痧后，皮肤很快会出现一条条痧痕和累累细砂粒（出血点），并且存留的时间较长，这是其特征之一。痧症多胀，所谓胀，就是痧症多会出现头昏脑涨、胸部闷胀、腹部痛胀、全身酸胀等表现。明清时代，中国有一位对痧症颇有研究的医生叫郭志邃，他曾写过《痧胀玉衡》一书，这是一本介绍痧症的专门书籍。

（3）操作方法：①患者取舒适体位，充分暴露其施治部位，并用温水洗净局部。②用边线光滑的汤匙（或调羹、铜币等）蘸上麻油（菜籽油、花生油、豆油或清水均可），在施治部位反复地刮。③刮痧部位通常是在患者背部或颈部两侧，但根据病情需要，有时也可在颈前喉头两侧，胸部、脊柱两侧，臂弯两侧或膝弯内侧等处，其他适合部位也可。④每一部位可刮

2~4条或4~8条"血痕"，每条长6~9厘米。按部位不同，"血痕"可刮成直条或弧形。刮痧之后，用手蘸淡盐水在所刮部位轻拍几下。⑤应用较小的刮匙在有关穴位处施术。常见的穴位有足三里、天突、曲池及背部的一些腧穴。在穴位处刮痧，除了具有刮痧本身的治疗效果外，还可疏通经络，行气活血。

9. 扯痧疗法，您知道吗

在患者的一定部位或穴位上，用手指扯起皮肤，以达到治疗疾病的方法，称为扯痧疗法。扯痧疗法在我国民间流传久远，每当感受暑湿时，可用手指将患者的皮肤反复捏扯，直至局部出现瘀血为止。本方法简便，容易掌握和施用，效果较好。具体操作如下。

（1）部位选择：腹部（下脘、石门、天枢等穴）、颈部、肩部（肩井等穴）、背部。

（2）姿势：患者取坐位或卧位，充分暴露局部皮肤。

（3）做法：术者用拇指腹和食指第二指节蘸冷水后，扯起一部分皮肤及皮下组织，并向一侧牵拉拧扯，然后急速放开还原。也可用拇、食、中指三指指腹夹扯皮肤，依上述手法连续地向一定方向拧扯，重复往返数次，以所扯皮肤处发红为止。

（4）力度：如病症较重时，扯拉力量可加大，直至皮肤出现红斑。

扯痧对皮肤有较强的牵拉力，故常可引起局部和全身机体反应，扯拉患者局部可有疼痛感，扯后周身有松快舒适感。

10. 什么是揪痧疗法

将中指和食指弯曲如钩状，蘸水夹揪皮肤，造成局部瘀血，这种用

"揪"使皮肤出现血痕的除痧方法，称为揪痧疗法，民间称之为"揪疙瘩"。

施行本法时不需要任何器具，只需用手指即可。揪痧疗法灵活，可根据病情选择施治部位，不适时自己就可以揪，故揪痧是一种非常实用的自我疗法。其具体操作如下。

（1）姿势：患者伏案而坐或取俯卧位，充分暴露施治皮肤。

（2）做法：术者将中指和食指弯曲如钩状，蘸冷水后，用食、中指两指的第二指节侧面相钳去夹揪皮肤，此时常发出"咯"的响声，"揪疙瘩"之名即由此而来。夹揪时要随夹随压随拧，然后急速松手。由于外力的夹、压、挤，可将皮下毛细血管夹破，使血液渗出组织间，造成局部瘀血。

（3）揪的次数和力度：一般在局部夹揪20次左右，以皮肤出现血痕为度。如果病情较重者，夹揪的力量要大，直至皮肤形成红斑。

揪痧时，由于夹揪的作用，对皮肤有较强的牵拉力，故常可引起局部和全身反应，使施治处皮肤潮红，且稍有痛感，但痧被揪出局部出现瘀血后，则患者周身舒展。本法适用于皮肤张力不大的头面部及腹部、颈部、肩部、背部等处。

11. 什么是放痧疗法

以针刺静脉或点刺穴位出血，用于因痧而达到治病的施治方法，叫作放痧疗法。其具体操作如下。

（1）患者取舒适体位，充分暴露其施治部位。

（2）如在静脉放痧时，应先将患者左上臂近心处用布带或止血带捆紧，嘱患者握掌，然后，在局部用碘酒棉球消毒皮肤，再用75%酒精脱碘。待干后，用消毒三棱针在肘静脉处缓慢刺入半分至1分深，随即缓慢拔出。没有三棱针时，用大号缝衣针亦可。针刺后，让患者张开手掌，而后挤压放血，随放血处置一干棉球，压迫片刻。

（3）在穴位放痧时，可根据病情需要，经皮肤消毒后，用三棱针或缝衣针直接点刺。

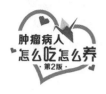

12. 什么是挤痧疗法

对因痧引起的疾病，可以用两手大拇指指甲互相挤压皮肤，这种治疗方法叫作挤痧疗法。其具体操作如下。

（1）患者取坐位或卧位。

（2）术者用两手大拇指指甲背在施治部位处做有规律、有秩序的互相挤压，直至局部皮肤出现"红点"为止。

（3）依病施治，"红点"可大可小，一般要求大如"黄豆"，小似"米粒"。

13. 除痧疗法的禁忌证与注意事项

除痧疗法是一大类疗法的统称，包括上述刮痧疗法、扯痧疗法、揪痧疗法、放痧疗法、挤痧疗法。

（1）除痧疗法的禁忌证

1）患者身体瘦弱，皮肤失去弹力，或背部脊骨凸起者，最好不要除痧，或不宜在背部除痧。

2）患有心脏病（如心肌梗死、心绞痛时），或水肿病，或血友病，或出血倾向者，均不宜用除痧法。

3）少儿患者、老年体弱多病者，不可用本法。

（2）除痧疗法的注意事项

1）冬天应用本法时，室内一定要暖和，并注意患者保温，防止脱衣着凉，加重病情。

2）除痧时手法要均匀一致，防止刮破皮肤引起感染。

3）除痧过程中，边行术边询问患者的感觉，以便随时调整患者体位和改进施术的手法。

4）施除痧术的用具必须清洗消毒，特别是给乙肝患者或乙型肝炎表面抗原阳性携带者除痧时，由于皮下渗血，肝炎病毒可能污染用具，故施术后，用具一定要经高压消毒，以防止血源性传播。

14.　艾灸疗法，方便又有效

灸法是一种用火烧灼的治疗保健方法，主要是利用菊科植物艾叶做原料，制成艾绒，在一定穴位上用不同方法燃烧，直接或间接地施以适当的温热刺激，通过经络传导作用达到治病和保健的目的。

恶性肿瘤是否可以艾灸呢？其实患上恶性肿瘤，就证明体内多有虚热或虚寒。另外，恶性肿瘤患者的免疫力会急剧下降，如果手术摘除肿瘤，那么还有放疗和化疗，这些都会对人体造成伤害，如果此时及时用艾灸的方法，会收到意想不到的效果。因为艾灸可以调整人体的正气，增强免疫功能；可以有效地对抗疾病，软坚散结，提高人体正气；可以扶正补虚，祛瘀解毒；可以有效地延长肿瘤患者的生命，改善症状。实际上灸法治疗恶性肿瘤有着悠久的历史，早在《黄帝内经》一书中就有用灸法治疗瘤痕积聚的记载；此外，《外科证治全书》中也有用艾灸治"茧唇"（唇癌）、用黄蜡灸治"翻花疮"（皮肤癌）的记载。现代临床上也应用灸法治疗某些恶性肿瘤，多作为手术、放疗、化疗等方法的辅助手段并取得了一定疗效。艾灸能增加白细胞，增强巨噬细胞吞噬力，增进 NK 细胞活性，配合放疗、化疗起到抑制肿瘤作用，亦可减轻放疗、化疗的不良反应。可以说，治疗恶性肿瘤，减轻症状，改善免疫力，艾灸应该是首选的一种治疗方式。尤其是对于化疗患者，它有很强的镇痛和缓解胃肠道各种不适的功能，可以改善患者的症状，提高生活质量，延长生存时间。现在也有越来越多的实验证明，灸法具有很高的抗癌作用，灸法配合手术治疗，可以明显延长恶性肿瘤患者的生存时间。

灸法之所以能够得到广泛应用，一个重要原因是简便易行，效果明显。灸法比针法还要容易，只烧皮肤不触及内部重要组织。艾灸尤其容易，因为取穴不多，便于掌握，只要经过一般医生的指导，或者按图取穴，就可以自己操作，达到保健治病的目的。其中关键问题在于取穴和操作技术。灸法治疗操作水平的高低直接关系到艾灸治疗的效果，而灸疗保健不受时间、地点的限制，初次取穴与操作可在医生指导下进行，随后患者可自行操作。施灸时将艾条的一端点燃，对准应灸的腧穴部位或患处，在距皮肤 2~3 厘米处进行熏烤。熏烤时患者局部有温热感而无灼痛为宜，一般每处灸 5~7 分钟，至皮肤出现红晕为度。对于晕厥、局部感觉迟钝的患者，医者可将中、食指两指分开，置于施灸部位的两侧。这样可以通过医者手指的感觉来测知患者局部的受热程度，以便随时调节施灸的距离，防止烫伤。还有一种施灸方法，即艾条点燃的一端与施灸部位的皮肤并不固定在一定距离，而是像鸟雀啄食一样，一上一下活动地施灸；另外，也可以均匀地上下移动或左右移动或做反复地旋转施灸。具体施灸选穴如下。

（1）神阙穴：本穴位于躯体的上下、左右的正中央，是任脉的一穴。它是胎儿生存的一个关键所在，与人体的各组织器官有密切的关系。先天之精是禀受于父母的生殖之精构成胚胎发育的原始物质，正如《灵枢·本神》中所说："生之来，谓之精。"有了先天之本，经后天之血气，气化转折形成胎膜，进而形成胎儿，胎儿的生长变化所需的营养物质是从胎膜的网系汇聚于一条比较大的经脉——脐带，物质通过脐带，再通过脐眼输送到胎儿的全身各部，以供其生长发育。从这点来看，脐眼是一个重要器官，是气血通过的关口。

有研究发现艾灸神阙穴后，小鼠血清 IL-2、IL-12 水平提高，自然杀伤细胞活性增强。此外，艾灸神阙穴还能提高化疗后小鼠血清 IL-2、IL-12 水平及自然杀伤细胞的杀伤率，表明艾灸神阙穴可抑制肿瘤生长，具有增强抗肿瘤细胞免疫的作用。由此认为，艾灸能延长生存时间，与其增强抗肿瘤细胞免疫有关。有人观察还发现，隔盐艾灸神阙穴具有抗鼻咽癌放、化疗损伤的作用，因此还可推断艾灸神阙穴作为辅助治疗手段，对增强抗肿瘤细胞免疫、提高化疗效果可能是有益的。

（2）足三里穴：本穴是中医经脉"足阳明胃经"中一个非常重要的穴位，针灸或按摩此穴位具有调理脾胃、通经活络、祛风化湿、扶正祛邪之效，是一个非常好的治疗和保健穴位。针灸或按摩足三里穴，能提高多种消化酶的活力，并可调节胃肠蠕动，增进食欲，帮助消化等。足三里穴位于髌骨下缘 3 寸（可将食指、中指、无名指和小指并拢，以中指中节横纹处为准，四指宽度即为 3 寸），胫骨前崤外一横指（拇指指关节宽度）处。一般每天用大拇指或中指按压足三里穴 5 ~ 10 分钟，每分钟按压 15 ~ 20 次，注意每次按压时要使足三里穴有针刺一样的酸胀、发热感觉，坚持 2 ~ 3 个月，就会使胃肠功能得到改善，使人精神焕发，精力充沛。有人采用艾炷灸足三里穴，观察 59 例因化疗致白细胞减少症者，经 9 次治疗后，外周血白细胞升至正常者的占 91.5%，针灸治疗 3 次、6 次、9 次后白细胞计数与治疗前相比，$P < 0.001$，且随着针灸次数增多，白细胞升高有效率也相应增加。其中，幼稚粒细胞升高者占 87.5%，成熟粒细胞升高者占 78.1%，粒细胞、红细胞之比增大。同时结果提示，患者血清集落刺激因子增多，活性增强，从而促进干祖细胞分裂增生，使白细胞集落生成增多，这可能就是艾灸足三里穴提升白细胞的主要机制。

（3）关元穴：本穴位于腹部的正中线上，脐下 3 寸。取穴时患者取仰卧位，由脐中至耻骨联合上缘折为 5 寸，在脐下 3 寸处即是。用于保健灸最好让医生给患者做好标记，以保患者或家人施灸时万无一失。中医认为关元为一身之元气所在，属任脉，为手太阳小肠经之募穴，为生化之源，男性藏精、女性蓄血之处。对于保健灸，慢性胃炎及泌尿生殖系统疾病如前列腺炎、慢性子宫病、夜尿、遗精、早泄、阳痿、性功能减退、缩阳症、月经不调、痛经、盆腔炎、赤白带、功能性子宫出血、不孕症、子宫下垂、女性阴冷等均有较为明显的治疗与保健作用。对于全身性疾病及其他系统疾病如慢性腹痛、腹胀、元气不足、少气乏力、精神不振、中老年亚健康状态等也都有一定的治疗作用。具体方法为：将艾条的一端点燃，对准关元穴，间隔一定距离进行熏烤，使局部有温热感而无灼痛为宜。一般每日早、晚各 1 次，每次 5 ~ 10 分钟。临床发现，艾灸关元可以减轻患者放疗、化疗所致的不良反应，改善化疗后疲劳综合征，提高肿瘤患者 NK 细胞、LAK 细胞活性及 T 淋巴细胞产生 IL-2 的水平，明显改善巨噬细胞的吞噬功能和因放疗、化疗所致的 NK 细胞活性降低。

（4）中脘穴：本穴为治疗消化系统病的常用穴，位于肚脐直上 4 寸，即剑突与肚脐的中点，其具有健脾益气、消食和胃的功效，主治胃痛、腹胀、肠鸣、反胃、吞酸、呕吐、泄泻、痢疾、黄疸、饮食不化、失眠，现多用于胃炎、胃溃疡、胃下垂、胃痉挛、胃扩张、子宫脱垂等疾病的治疗。当然，中脘穴也可用发疱灸法（灸疗的另外一种方法）。方法是用大蒜 10 克捣烂，油纱布 2 ~ 4 层包裹，敷在中脘穴上，待局部皮肤发红、起疱、有灼

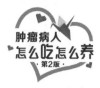

热感时去掉（一般保持 2 小时），然后洗净蒜汁，每日 1 次。此法适用于各种原因引起的腹胀。艾灸中脘还可以减轻肿瘤患者化疗时引起的严重胃肠反应。灸疗中脘、足三里等穴能明显减轻患者的呕吐、恶心等症状，减少化疗的不良反应，增加饮食，为肿瘤患者的进一步治疗提供了有利条件。

在施灸前，要将所选穴位用温水或酒精棉球擦洗干净，灸后注意保持局部皮肤适当温度，防止受凉，影响疗效。除瘢痕灸外，在灸治过程中，要注意防止艾火灼伤皮肤，尤其幼儿患者。如有起疱时，可用酒精消毒后，用毫针将水疱挑破，再涂上适宜的消毒药水即可。偶有灸后身体不适者，如有发热感、头晕、烦躁等，可令患者适当活动身体，饮少量温开水。施灸时注意安全使用火种，防止烧坏衣服、被褥等。

15. 教您艾灸疗法治胃癌

中医的艾灸疗法通过药物作用于人体的经络穴位，从而起到提高体内血液循环，增强身体免疫力等作用，对治疗胃癌有非常重要的作用。临床上一般艾灸的治疗方法如下。

（1）选取穴位：胃俞、内关、中脘、脾俞、气海、足三里等穴。

（2）操作方法：将鲜生姜切成直径约 2 厘米、厚约 0.12 厘米的薄片，用针扎数孔，分别置于所选穴位上，然后将艾条放于姜片上，再点燃艾条顶端，使局部有温热舒适感，当局部感觉灼烫时换另一艾条。每穴灸 5 ~ 7 壮，隔日 1 次，5 次为 1 个疗程。

（3）禁忌和注意事项：①实热证、阴虚发热者一般不宜施灸，孕妇的腹部、腰骶部不宜施灸；②施灸时注意安全用火，防止烧坏衣服、被褥等；③临床施灸前要明确灸治的方法及疗程，除瘢痕灸外，在灸治过程中应避免艾火灼伤皮肤。

16. 什么是敷贴疗法

敷贴疗法又称外敷疗法，是将药物研为细末，与各种不同的液体调制为糊状制剂，敷贴于所需穴位或患部，从而达到治疗疾病的目的，是中医常用的外治疗法之一。敷贴疗法不仅能治疗局部病症，而且还能达到治疗内脏及全身性疾病，调整并提高机体生理功能的目的。

应用药物外敷治疗疾病，在我国有着悠久的历史。春秋战国时期的《周礼·天官》中就记载有运用外敷药物治疗疮疡的方法。明代李时珍在《本草纲目》中就有更多数贴疗法的记载，其中吴茱萸贴足心治疗口舌生疮，至今仍在沿用。这一时期，还出现了把外敷药物和经络腧穴的特殊功能结合起来的治法，如《普济方》记载有以生附子末、葱涎研磨调拌如泥糊，贴涌泉穴治疗鼻渊的方法。清代外治宗师吴师机撰写的外治专著《理瀹骈文》，广泛搜集整理前人的外治经验，收外治法近百种，载外治方 1500 余首，其中外敷药方 200 首，遍涉内、外、妇、儿、五官、伤科等多种病证，并提出了"外治法可以统治百病""外治之理，即内治之理"的观点。药物敷贴疗法对医治疮、疡、痈、肿一类疾病有较好的疗效。

在医学日益发达的今天，敷贴疗法仍能发挥其独特的医疗保健作用。近年来，临床研究资料表明，药物外敷疗法是治疗癌瘤的一项有效手段。

（1）敷贴疗法的作用机制：药物外敷疗法和中医其他自然疗法一样，以中医整体观和辨证论治为指导思想，正如医学家吴师机所认为的，病多从外而入，故医亦应有外治之法。采用民间易得的动物、植物类等药物、食物做外敷，实际上是内服疗法应用范围扩大，"可与内治并行，而能补内治之不及"。

敷贴疗法的作用机制是依据中医经络学说，辨证配穴，灵活施术，使有防治功效的药物、食物通过皮肤纹理、毛孔、穴位、经脉而起作用，达到以肤固表、以表托毒、以经通脏、以穴祛邪和扶正强身的目的。由于经络具有"内属脏腑，外络肢节，沟通表里，贯穿上下"的作用，所以不仅能治疗局部病证，而且还能达到治疗内脏及全身性疾病、调整并提高机体生理功能的

目的。

敷贴疗法在部分癌瘤患者中的保健价值尤为明显和突出。癌症患者多因病痛缠身，精神萎靡，食欲减退或低下，特别是晚期癌症患者，有的甚至已难进食，在这样的情况下，许多患者难以坚持服食药膳及中药汤剂等，此时若采用敷贴疗法，将具有防治癌症功效的药食炮制研粉后外敷于患者的病灶，药效经穴体表之处，可由表及里而达脏腑，治疗相关癌症，祛除病邪，克癌制胜，获得康复的较好效果，或使临床症状得到改善，配合其他中西医结合疗法，使患者能够痊愈。

实际上，对有些癌症患者来说，敷贴疗法不仅可以攻毒克痛，而且可以根据病情变化，结合临床辨证施治，更能达到扶正祛邪、消肿去痛的效果。

（2）敷贴的分类：敷贴一般可分为散剂、膏剂、饼剂、丸剂和糊剂等类型。无论哪种类型，外敷药物都是依靠皮肤（皮部）深入经络，进而达到内脏，协调人体，扶正祛邪，从而调整脏腑功能达到防病治病的目的。在癌症防治中，运用敷贴疗法时以散剂、膏剂和糊剂为多，分别简述如下。

1）散剂制法：将配方中的某些药物、食物按要求进行炮制，然后混合加工研成细末，酌量调匀。在用白开水或白酒、油料调拌时，应根据患者症状及皮肤的实际情况，分别将药料调拌为稀湿状、黏稠状等。

2）膏剂制法：一般将配方中的药料先用香油浸渍一段时间，然后放入锅中，加植物油（香油或菜油等）用小火缓慢熬炼，待药料焦黄，过滤去药渣，将滤汁回入锅中，继续熬炼。待油脂渐渐呈棕黑色、滴在纸上成珠状不散时（即软硬适度），摊涂在一定规格（尺寸）的皮、布、牛皮纸、软胶纸等上面即可使用。

3）糊剂制法：用研磨等方法将药物制成细末，用黏合剂如酒、醋、鸡蛋清、麻油等辅料，或用冷开水调拌药末呈糊状，或用新鲜药、食物洗净后直接捣烂敷贴于患处，外盖纱布，以胶布固定。糊剂多选用易溶解、易研成细末的药物，民间常用新鲜草药，以及具有药物功效的食物等。

17. 敷贴疗法的六大注意事项

（1）选穴准确，注意体位：穴位敷贴疗法是以穴位作为治疗区域，选好、选准穴位十分重要。首先，敷贴穴位在选择时，除了和其他刺灸疗法一样，根据症情予以最佳处方外，还应注意穴位不可选得过多及少选关节或其他活动度较大部位的穴位，以避免敷贴时容易脱落。其次，穴区要选准，尽量采用体表标志。在敷贴时，根据穴位所在部位，分别要求患者保持平卧、正坐、俯首、平肩等正确姿势，使之能敷贴稳妥，防止药物流失。

（2）局部清洁，预防感染：在药物敷贴之前，穴区局部应洗净擦干或用75%酒精消毒。这有两个好处，一是尽管穴位敷贴的药物对皮肤刺激性很小或其他不良反应（局部灼伤、水疱）少，但也并不是一点损伤也没有，故把穴区消毒搞好，可以更有效地防止感染发生；二是穴区清洁后，敷贴多较牢固，不易脱落。需要说明的是，凡局部穴区有感染或破损，不宜贴敷；若贴敷后出现过敏反应者，应查清原因，如系药物所致，宜停用此类药物，如为胶布所致，可改用纱布包扎。

（3）认真固定，时间适宜：穴位敷贴疗法是将不同剂型的药物贴敷于穴区，为了保证药物不流失并维持足够的时间，覆盖固定十分重要。在覆盖时，应根据剂型而有所区别，一般而言，散剂、糊剂或软膏药需先盖一层油纸片或塑料薄膜，再加盖消毒纱布和胶布；硬膏药或膏药只需直接贴压在穴区；药饼、药丸等剂型加盖消毒纱布和胶布固定即可。在固定时，应视部位和对象不同区别对待，体表活动较小的部位如颈面、躯干等只需胶布固定，而四肢关节及足心等宜加绷带束紧固定。小儿往往会用手抓撕敷贴部，亦适宜用绷带固定。敷贴药物的时间，在依据症情需要的前提下，还应注意有一定刺激性的药物敷贴时间不可过长，小儿穴位敷贴时间不可过长，有过敏反应史的患者更不宜过长。另外，对某些穴位敷贴时间要恰当选择，如涌泉穴，在临睡前敷贴，起床时去掉为好，以免影响行走；面部穴，最好也按此法，不影响美容。

（4）精确配方，注意保存：敷药制备是获取疗效的重要环节。敷药处

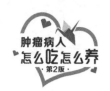
方要求在继承传统经验的基础上辨证用药，药以味少、量小、力宏为佳。在配制时，更应根据药物特点和症情制成不同剂型。敷贴药物多为辛香之品，为防止气味挥发，药粉配制好后，宜装入玻璃瓶或瓷瓶，密封保存备用。

（5）综合治疗，提高效果：穴位敷贴疗法，尽管对多种病症有良好的效果，但毕竟只是中医学外治法中的一种，面对复杂的病症，亦有局限性。所以，在临床治疗时，也一定要消除"百病一贴"的狭隘观点，充分有机结合其他各种疗法，如针刺、拔罐、刺血、艾灸及中药内服等，从而进一步提高治疗效果。

（6）慎选药物，疗效尤佳：敷贴法的药物组方多为活血化瘀、温经散寒、行气止痛类中药为主，并辅以芳香开窍、辛温走窜的引经药，其中虫类药、剧毒药、鲜活动物药占有一定比例。常见的有阿魏化痞膏（阿魏、木鳖子、穿山甲、蟑螂、莪术、三棱、血竭、乳香、没药、川乌、草乌、樟脑、官桂、胡黄连、芦荟、大黄、厚朴、雄黄、香附）、蟾酥镇痛膏（蟾酥、生马钱子、生川乌、生天南星、雄黄、白芷、姜黄、冰片、樟脑、半边莲、薄荷脑）等。

18. 针刺辅助治疗癌症

中医的经络是一个综合调控系统，它将全身脏腑、骨节肌肉、孔窍联系起来，共同维持人体的正常功能。不管身体哪里发生病变，都会影响经络的功能，所以通过各种手段如针灸、按摩、拔罐、敷药等，刺激经络在体表的腧穴或敏感点，可以起到疏通经络、行气、活血、化瘀、消肿、散结的功效，从而达到治疗的目的。如气滞血瘀引起的疼痛，通过针刺，使气血得以畅流，疼痛就可缓解，正所谓"通则不痛"。近期初步研究发现，针刺止痛与神经系统关系密切。扎针时刺激了神经组织中的粗神经纤维，就会产生酸、麻、胀、重等感觉，当这些神经信息传导到脊髓以后，粗纤维抑制了负责痛觉传到的纤维活动，使疼痛的信息不易传达到脑部中枢，所以疼痛的感觉也就减轻了。另外，针刺还能引起脑部镇痛物质的生成和释放。

针灸对各个功能系统均有调节作用，有助于增强整体抗病力。癌症患者使用针刺治疗，主要用于改善患者的症状，如痛症、发热、呃逆、便秘、腹部胀满、尿潴留、失眠等。在具体的治疗过程中除了要选择合适的病例外，也要准确选穴及掌握手法。一般实证多用针刺，虚证多配合灸法。

癌症的针刺辅助法适用于各期癌症患者，特别是免疫功能低下、癌痛及出现放疗、化疗毒副反应的时候。操作时利用补泄手法如提插、捻转等，以深入调节脏腑经络，提高疗效。针刺补法泛指能鼓动人体之正气，提高免疫功能之法；相反，泄法泛指能疏泄病邪或使亢奋的功能恢复到正常的手法。针刺施行后，一般会使针置留于穴内 10 ~ 20 分钟，以加强针感。

19. 历史悠久的足浴疗法

足浴疗法属于中医外治法，历史悠久，早在《黄帝内经》中就有"摩之浴之"之说，西周时期盛行于宫廷王室，用来洁身、治病、避邪。从唐朝起开始应用到临床各科，至明清进入鼎盛阶段。《金匮要略》《理瀹骈文》《医宗金鉴》等中医经典对此都有详细记载，"中医认为，足部是人体经络的集中处。脏腑的病变可通过经络互相影响，而通过疏通经络气血，又可以达到治疗脏腑病变的效果"。足浴疗法就是通过足底反射原理，将不同的中草药经过配伍，用水煎煮后使有效成分溶入水中，然后将足浸泡其中，以达到治病防病的目的。足部浸泡后，一方面通过水的温热刺激，促进血液循环，加快新陈代谢，改善组织营养；另一方面药物有效成分可渗透皮肤，通过经络将药力送达机体内部而发挥不同的作用。足浴疗法由于从皮肤给药，可避免药物对口腔黏膜、消化道及胃肠的刺激，减轻肝、肾脏负担，相对来说比较安全，毒副作用少。

现代研究表明，足浴能促进新陈代谢，提高免疫力，调节内分泌，控制体重和血压，还能缓解焦虑和紧张。古人认为，"春天洗脚，升阳固脱；夏天洗脚，湿邪乃除；秋天洗脚，肺腑润育；冬天洗脚，丹田暖和"。专家介绍，"沐足一年四季都可进行，但秋、冬季是最佳时机，对关节疼痛、失眠、皮肤瘙痒、咳喘等秋、冬季常见病效果明显"。足浴应用范围很广，可用于卒中后遗症的治疗，对高血压、糖尿病、感冒、神经衰弱等内科疾病，

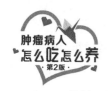

痛经、月经不调等妇科疾病，以及骨质增生、肌肉劳损等骨外科疾病的辅助治疗效果也都不错。此外，足浴还适用于日常保健。

在中医文化中，足浴疗法历史悠久，源于我国远古时代，是人们在长期社会实践中的知识积累和经验总结，至今已有3000多年的历史。足浴疗法属于足疗中的一种，也同属于中医外治法。足浴保健疗法分为普通热水足浴和足药浴两种，普通热水足浴是通过水的温热作用和机械作用，刺激足部各穴位，以促进气血运行、畅通经络、改善新陈代谢；足药浴则是根据中医辨证法，选择适当的药物，水煎后兑入温水，然后进行足浴，让药液离子在水的温热作用和机械作用下，通过皮肤渗透进入到人体血液循环，从而达到防病、治病的目的。足浴疗法的适应证很广，可改善各种亚健康状态，如疲劳、健忘、腰酸腿痛、记忆力减退、手足冰凉等。另外，足浴还对一些疾病有治疗作用，如高血压、失眠、足跟痛、遗尿等。由于其操作简单、方便舒适、效果显著，故近年已成为大众流行的保健方式。

下面推荐两款足药浴方，供选用。

【保健足浴方】

原料：当归、葛根、黄芩、伸筋草、酸枣仁各15克，黄芪20克，红花、苏木、泽兰、生地、川椒各10克，细辛6克。

做法：将上述原料浸泡后煎汤取液，兑入温水足浴。

【足跟痛足浴方】

原料：苏木20克，丹参、防风、荆芥、艾叶、乳香、花椒、卷柏各10克，红花、赤芍、透骨草、伸筋草各15克。

做法：将上述原料浸泡1小时后煎汤取液，泡洗双足。

足浴通过水的温热作用、机械作用、化学作用及借助药物蒸汽和药液熏洗的治疗作用，可疏通腠理、散风降温、透达筋骨、理气和血，从而达到增强心脑血管功能、改善睡眠、消除疲劳、消除亚健康状态、增强人体抵抗力等一系列保健功效。但不是所有人都可以通过足浴来进行养生保健的，以下情况均为足浴禁忌：①足部有皮肤破损及烧伤、烫伤者；②各种感染性疾病，如丹毒、脓肿、骨髓炎、蜂窝织炎等患者；③严重心脏病、肝病患者及精神病患者；④饥饿、极度疲劳或酒醉后；⑤患骨关节结核、肿瘤者；⑥骨折、脱位未经处理者；⑦各关节部位创伤性骨膜炎急性期者；⑧严重骨质疏松者；⑨关节韧带的撕裂伤、断裂伤者；⑩各种开放性软组织损伤者；⑪皮肤局部病变，如湿疹、癣、疮疡、脓肿、疱疹、瘢痕等患者；⑫胃、十二指肠急性穿孔者；⑬有出血性体质的人或倾向者；⑭急性传染病者；⑮淋巴结肿大者；⑯足部烧伤者；⑰孕妇及月经期女性。

20. 学学药枕疗法

药枕疗法是将药物装入枕中，是治疗疾病的一种民间疗法，多用于治疗头颈部疾病，如头痛、目赤、耳鸣、项强及颈椎病等。药枕疗法在《肘后备急方》中有记载，可疏通经络、安和五脏、健身益寿，一般对于头痛头昏、失眠健忘、耳鸣目花、神经衰弱、全身乏力等症状均有效。通过调节身体阴阳等各方面的功能，达到防治肿瘤的目的。

下面介绍一些药枕。

【菊花枕】

药物：菊花（吹干）。

功效：清心祛风，平肝明目，多治疗心烦失眠、高血压、目赤头晕。

【降压枕】

药物：菊花、川芎、丹皮、细辛、白芷。

功效：降压止头痛。

【抗衰老药枕】

药物：当归、杏仁、蛤粉等多种中药。

功效：对哮喘、气管炎、失眠、头痛有较好疗效，并有戒烟作用。

【颈椎保健药枕】

药物：天麻、丹参、夜交藤、决明子、杜仲、茯神。

功效：主治颈椎病、肩周炎等。

【康复药枕】

药物：当归、天麻、玫瑰花、杭白菊等中药。

功效：对颈椎病、肩周炎、高血压引起的头痛、失眠有较好疗效。

【安神枕】

药物：龟板、龙骨、远志、菖蒲等中药配合荞麦皮。

功效：治疗神经衰弱、失眠等症。

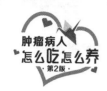

有一点要注意，治疗颈椎病、肩周炎时，药枕应放在颈椎下，以耳下肩前为度，使负重点下移，形成头和躯干部的对抗牵引，这等于在做持续的颈椎牵引治疗。

药枕疗法的注意事项：①部分患者开始可能不适应中草药的芳香气味，可在药枕之上放置一层薄棉枕或多放几层枕巾；②夏天容易出汗，注意经常晾晒药枕以免发霉；③药枕植物油容易挥发，导致药效减低，应每3个月或半年更换1次。

21. 现代火针疗法——高能聚焦超声刀

火针疗法是我国独特的针灸医学的重要组成部分，《灵枢·官能》有"针所不为，灸之所宜"的记载。《扁鹊心法》指出"人于无病时，常灸关元、气海、命门、中脘，虽未得长生，亦可保百余年寿矣"。火疗的独特作用，不仅已为大量的临床实践所证实，而且还得到了进一步发扬。高能聚焦超声刀是我国北京大学和中国科学院声学研究所联合发明的新的肿瘤治疗方式，利用超声波的穿透性和生物热效应来治疗良恶性肿瘤疾病，在我国肿瘤治疗中占有极其重要的地位，而在大量的临床实践中发现，高能聚焦超声与我国传统中医火灸疗法具有异曲同工之处，只不过方法不同罢了。

高能聚焦超声的治疗介质为超声波，与放大镜聚焦阳光在焦点处产生巨大能量原理类似，该技术将体外低能量超声波聚焦于体内靶区，在肿瘤内产生瞬间温升（体内温度达55℃以上）、空化、机械作用等生物学效应，使靶区内的肿瘤细胞产生凝固性坏死，达到减瘤负荷的目的。另外，高能聚焦超声的高频振荡还可以减轻临床患者的痛苦，延长患者的生命，提高患者的生活质量。

高能聚焦超声的适应证包括：①腹腔和盆腔内及部分体表的原发性和继发性实体肿瘤，包括部分肝癌、肾癌、胰腺癌、胃癌、结肠癌、直肠癌、腹膜肿瘤、卵巢癌、宫颈癌、膀胱癌、前列腺癌等；②放疗、化疗及手术等手段不能治疗的患者；③肿瘤手术后复发或中晚期肿瘤患者；④年老体弱者；⑤有多种脏器的并发症者；⑥手术风险很大或有明显手术禁忌证者；⑦不愿接受手术的良性病患者，如子宫肌瘤、前列腺增生等。

　　超声刀无放疗、化疗的毒副作用，也不受细胞类型的敏感性限制，治疗方式灵活多样。火灸法治疗疾病有回阳复脉之功，临床上对阴寒内盛、阳气衰微的证候，可采取火疗术治疗。利用现代医学技术，依据中医理论来指导肿瘤治疗，正成为一种新的肿瘤治疗理念。

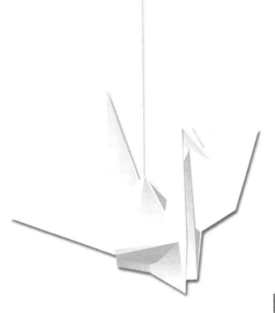

Part 5

癌症患者的四季养生

1. 什么是春季养生

立春，是二十四节气中的第一个，在我国民间被看作春季开始的日子。中医认为，从立春至立夏前一天为春三月，春三月是生发的季节，天气由寒转暖，东风解冻，春阳上升，自然界各种生物萌生发育，弃故从新。春种一粒谷，秋收万颗米。所以，春天是一年中最关键的时刻。

春季 3 个月，自然界秉承少阳生发之性，天地万物一派欣欣向荣之象，养生也应该顺应这种生发之性。《黄帝内经·四气调神大论篇第二》中指出"春三月，此谓发陈，天地俱生，万物以荣，夜卧早起，广步于庭，被发缓行，以使志生，生而勿杀，予而夺，赏而勿罚，此春气之应，养生之道也。逆之则伤肝，夏为寒变，奉长者少"。此意思为，春阳上升，养育庶物使陈布其姿容，所以把春三月叫作发陈。春天是生发的季节，草木萌芽碧绿地陈布在大地上，使天地间焕然一新，呈现出一片生机勃勃的气象，这样才能使所有生物都能蓬勃地发育起来。人是大自然中的生物之一，不应当违反这个规律来伤害身体的功能，所以夜晚应睡即睡，早晨也应早早地起床，到外面去呼吸新鲜空气，和缓地散步，活动筋骨，增强体力；头发不可扎得太紧，使其得以自然生长。春天是万物生育的季节，初生之时，不可夺取它们生长的机会，就是只应鉴赏，不应诛罚，所以"生而勿杀，予而勿夺"是春天的养生之道，如果违犯了这个养生之道，就会伤到肝。肝属木，木应旺于春，伤肝就表示着春天的生发气机没有适应好，所以到了夏天就要得寒病。这是什么道理呢？因为能够顺着春天气机来养生，正是为适应夏天酷热环境贮备足够的力量，同时也是为夏天长的气机打好了基础，如果没有适应好，那么就给在适应夏天的能力和长的气机上削弱了力量，因此说"奉长者少"。

中医认为，养生之效果，不仅限于本季节，还要为下一季节打好基础。也就是说，在这个季节里不能很好养生，会引起下一个季节的不健康状态，有不少疾病就是在这种情况下发生的。如春季注意养"生发之气"，本季节就不患病或少患病，而到了夏天也不会有寒性病变的发生。若不注意"生发之气"的调养，不仅迫在当时，并且能遗患于以后。中医认为，春在自然界主东方，属木，生风，在人体主肝，而肝自然旺于春季，春季养生不好，故伤肝气，肝伤则不能生心火，到夏季火就不足，火不足而寒水便来侮之，于是发生寒病变。

2. 春天如何保健

　　春回大地，万物生长，阳春三月，欣欣向荣。在这黄金般的季节里，自然使人心情舒畅，应该早点起床，到户外去锻炼，活动活动身体，吸入新鲜空气，呼出二氧化碳，这对提高身体素质、延年益寿是有好处的，尤其是对癌症患者更有益。春季风气当令，气候变化较大，特别是早春，气候变化更大，常有寒潮来袭，多出现乍寒的情况。再加之人体的皮肤已经开始变得疏泄，对寒邪的抵御能力有所减弱，当此之时，气温骤变无常，应及时做到"虚邪贼风，避之有时"。俗语说的"春捂秋冻"是很有道理的，特别是癌症患者，体质虚弱，应随时注意增减衣服，切忌过早地减去衣被。

　　根据临床资料证明，春季，人们极易上火，如小便发黄、便秘、头晕、舌苔黄等。内火可以引来外感，春温最常见，患感冒、肺炎、流行性脑脊髓膜炎（流脑）的增多；而且，由于人们的肝气升发，会引起许多旧病复发，如肝癌、胃癌在这个季节里最易复发和转移，春天的肝火上升使虚弱的肺阴更虚，也容易造成肺癌患者的病情加重。另外，由于患者脾虚经不住肝气侵犯，常可引起腹泻等。这个季节需要提醒和注意的是，病程短的癌症患者万不可随意停服中药；病程长且病情较稳定的患者最好也服一个疗程中药，用以巩固疗效，防止复发和转移。

　　古人在认识到机体内环境与外环境统一的基础上，对四时的养生方法提出"春夏养阳，秋冬养阴"，也就是"法于阴阳"的具体方法，对我们有很大启发。在饮食上，也应由冬季的膏粱厚味转变为清温平淡，冬季一般蔬菜品种较少，人体摄取的维生素往往不足，因此，在春季膳食调配上，应多采用时鲜蔬菜，如春笋、菠菜、芹菜等，少食辛辣等刺激性食品，尤应忌烟、酒。另外，可多用水果以抵消体外不平衡，煮橘皮水喝可以化痰止咳，理气和胃；茅根、芦根沏水，或鸭梨、荸荠去皮煮水喝，可清热润肺。胃肠消化差的，可多吃萝卜，以理气化痰和胃。在药物方面，防风通圣丸是春天的良药，可以用来"败"火和预防感冒。大便干燥患者，也可服用牛黄解毒片之类的清热解毒药物。

除以上几方面的调理外，还应针对春季特点，加强身体锻炼，注意劳逸结合，增进营养以增强体质和抗病能力。

3. 什么是夏季养生

立夏，二十四节气之一，每年5月6日前后太阳到达黄经45°时，我国习惯将其作为夏季开始的节气。夏季是从立夏开始，经过小满、芒种、夏至、小暑、大暑至立秋前1天为止。

夏季艳阳普照，地热蒸腾，天地之气交会，正是万物繁荣、群芳斗艳的季节。

夏季3个月，自然界阳气旺盛，植物开花结果，生机盎然，人也要顺应自然界阳气向上、向外的特性来养生。在行为上要"夜卧早起，无厌于日""使气得泄"，夏季出汗是阳气正常外泄的表现，既不能长期暴露于高温环境而致汗出太多，也不能长期待在空调室内导致阳气郁闭不得泄而产生寒热之证。在心态上不要随意发怒，要在工作和学习上保持精力和积极向上的创造性。《黄帝内经·四气调神大论篇第二》中指出"三月，此谓蕃秀，天地气交，万物华实，夜卧早起，无厌于日，使志无怒，使华英成秀，使气得泄，若所爱在外，此夏气之应。养长之道也。逆之则伤心，秋为咳疟，奉收者少，冬至重病"。夏天是万物生长的时候，所以称为蕃茂秀丽的时期；天是阳之极，夏至阴生，在这个时期大地阴阳之气交至，阳化气，阴成形，形成相结，所以万物由开花而结实，在此天地气交之时，人也应当像春天那样夜卧早起，并且不应当过于厌恶日光，去避热趋凉，这就是夏不欲极凉的意思；夏令多热，最忌汗孔闭塞，假如闭汗，必得郁热。因此必须使汗排出，使气得泄，所以说"所爱在外"。怒则肝木生火，夏天炎热，以火助火，其火益烈，因而必须要心平气和，才能使神志畅旺，这些都是夏天养生的道

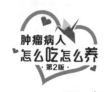

理，如果违背了这个道理，会使身体适应夏天炎热环境的能力减低，就会伤心，同时也就不能为适应秋天肃杀环境和秋天收获的气机准备好条件，到了秋天就要生痰症、咳症，所以说"奉收者少"，等到了冬天阴寒季节更难以适应，则可重复发病。夏令酷热多雨，暑湿之气容易乘虚而入，癌症患者如果保养不当就会造成疰夏、中暑。疰夏主要表现为胸闷、胃纳不佳、四肢无力、精神萎靡、大便稀薄、微热嗜睡、汗多和日渐消瘦。因疰夏主要反映了胃肠消化吸收功能减退，所以减食量、少油腻，减轻胃肠负担，以保证正常生理功能，是预防疰夏的主要环节，上述症状表现较重者，可服中药给予调整。

4. 夏季如何保健

（1）睡眠：盛夏季节，昼长夜短。多数人在此季节，由于气候闷热难以入睡，清晨又醒得较早，从晨起活动至午餐后已历时 6 ~ 7 小时，因而午睡 1~2 小时，对于健康是极有益的，特别是癌症患者尤应注意保养好自己的身体。

（2）饮食：以清淡、平和为主，选用产热量较小的营养食物和富含维生素及电解质较多的饮料为宜。因为天气炎热，人们的食欲降低，消化力也减弱（胃酸减少），所以在饮食调配上，也要适应机体的这种情况，尤其有些癌症患者，正值放疗、化疗期间，阴液更加匮乏，胃肠道反应较重，如不及时调整，病情不易康复，这时应当注意食物的色、香、味，尽量引起食欲，使身体能够及时得到全面充足的营养。具体来说，就是少吃肉类，多吃新鲜蔬菜和咸鸭蛋、豆制品、芝麻酱、绿豆、瓜果等。

夏季，人体需要大量维生素 C，如果在烹调时放点醋，不仅味鲜可口，且有维护维生素 C 的功效。再说，炎夏之季家家喜食凉拌菜、凉拌面，如果在吃菜、面条时放点醋，滴滴香醋不仅可使您的食欲大增，还有助于消化，并可起到杀菌、解毒和预防肠道传染病的作用。

夏季是肠道传染病流行的季节，把好"病从口入"这关是预防传染病的重要措施。剩饭、剩菜一定要回锅加热，对于某些开始腐败的鱼、虾、肉类或变质的残羹剩饭，宁弃勿食。

对饮食炊具、碗筷、茶具等要经常消毒，保持卫生；对食品要注意清洁和不变质，生吃瓜果要洗烫等，这些也是预防肠道传染病的重要环节。

（3）天热常饮保健茶：盛夏酷暑，人们在工作之余，如果能喝上一杯甘凉可口的保健茶，顿时会觉得心旷神怡，浑身凉爽，暑热即逝。常饮的保健茶甚多，其中以盐茶、菊花茶最常用。

【盐茶】

原料：食盐 6 mg，茶叶 5 g。

做法：将上述原料加开水 500 ml 冲泡，凉后饮之。

功效：有祛热解暑、补液止渴的作用，尤其适合体虚汗多者。

【菊花茶】

原料：白菊花 5 g。

做法：将白菊花用 500 ml 开水冲泡，凉后饮用。

功效：有清热解毒、明目的作用；但忌饥饿、睡前饮茶及饮之过量，更忌隔夜茶。

另外，还可自制绿豆汤、山楂汤、酸梅汤等代茶饮，也非常理想。

5. 夏季冰冻饮料莫多喝

人们在运动锻炼时，体内大量血液流向运动的肌肉和体表，而消化道则处于相对贫血状态，这时如暴饮过多的冰冻饮料入胃，容易损伤胃肠而引起炎症，严重时可能危及生命，如老百姓所说的"炸胃"。

天热出汗多，有人为了解渴，就大量地喝白开水或冷饮。其实，这并不解渴，相反有害。劳动或锻炼出汗后大量饮水，会加重心脏和消化系统的负担，同时会促进排汗，使盐分进一步损失，人不但会感觉更渴，而且容易出现抽筋、痉挛现象。正确的饮水方法是：先漱口，然后少饮多次，在开水中加少许盐则更好。中医认为胃喜暖而恶寒，生瓜、冷饮、凉菜、凉饭等最易损伤胃肠而致腹痛、泻痢等疾病。清代医学家汪昂说："食凉水瓜果，则病利腹痛，夏走炎途，贪凉食冷，则病症痢。"另外，邱处机在《摄生消息论》中说："夏季心旺肾衰，虽大热，不宜吃冷淘冰雪，蜜冰凉粉，冷粥，饱腹受寒，必起霍乱。莫食瓜茄生菜，原腹中方受阴气，食此凝滞之物，多结症块。"所以，患有胃肠道肿瘤和肾癌、膀胱癌患者，尤应注意保养好身体。

再有，为了防止外邪侵袭，夏季不可过于避热趋凉，凡"平居檐下、过廊、巷堂、破窗，皆不可纳凉"，更"不得于星月下露宿，兼便睡着使人扇风取凉，一时虽快，风入腠理，其患最深。贪凉兼汗，身当风而卧，多风痹"。有空调的也应注意尽量少用或不用，睡觉时不要开着，防止患空调病。

最后需提醒的是，有些癌龄比较短或病情不稳定的患者，夏季用药绝对不能间断。患上肿瘤体质消耗本来就很大，加之天气燥热耗气伤津，如不用药纠正或补充，病情将会发展甚至恶化。有的患者误认为"夏天吃中药身体发虚"，其实这是没有科学根据的。虽然夏天熬汤药不好保管，容易变质，如果放在冰箱内贮存完全可以避免，况且现在又有很多中成药可以代替汤剂，这就在很大程度上方便了患者，因此，癌症患者不要耽误治疗时机，该用药时就用药，同时切忌滥用补药，一定在医生指导下医治。

6. 什么是秋季养生

秋季从立秋开始，经过处暑、白露、秋分、寒露、霜降到立冬的前1天为止。秋三月万物成熟，草木萧条，四季由阳转阴。此季节怎样养生呢？《黄帝内经·四气调神大论篇第二》中指出"秋三月，此谓容平，天气以急，地气以明，早卧早起、与鸡俱兴，使志安宁，以缓秋刑，收敛神气，使秋气平，无外其志，使肺气清，此秋气之应，养收之道也。逆之则伤肺，冬为飧泄，奉藏者少"。春生、夏长、秋收，是万物发展的规律，所以到了秋天，万物的形态至此平定，因而把秋天叫作容平。秋风劲急指天气，物色清肃指地气，人在这个时期，应该是早卧以避风寒，早起以从秋爽，使精神常常安定，才能缓和秋天肃杀之气，而不为其所伤。神志怎样才能得到安宁呢？就是要神不外驰，不急不躁，这样秋天肃杀气象才能得以平和，肺的呼吸也才能得到匀整，这是秋天的养生大道，如果违背了这个道理，就要使肺气受伤，同时也使适应冬天寒冷环境的能力和冬天藏的气机不能贮备足够的力量，到了冬天就要生完谷不化的飧泄病，所以说"奉藏者少"。秋季是夏转冬的过渡季节，由凉而渐寒，就是说秋天阳气开始下降，所以说"天气以急。"一般说来，阳气不足的人可以借助夏天阳热之气以温养阳气，阴精不足的人也可借助秋冬收藏之气以涵养阴精，秋虽凉而寒将至，衣被要逐渐添加，不可一下加得过多，俗话说"春捂秋冻"就是这个意思。

常言道"出门须防三、九月"，因为北方的九月凄风苦雨，冷空气势力日渐增强，气温日降，容易使人感冒，这不仅只对出门人而言的，在家的人也应注意不可着凉。特别是肿瘤患者体质差，对天气变化很敏感，应及时增减衣被。

秋季雨水少，空气干燥，虽然夜晚渐趋凉爽，但白日里气温仍高。中医认为，热能伤阴、伤气，燥盛则消耗津液。此时虽然随着暑气消退，人们从暑热的困乏中刚刚解脱出来，食欲逐渐提高，但如不注意饮食起居的调养，便会出现精神疲惫、腰膝酸软、食欲缺乏或烦躁多梦、咽干舌燥、潮热低热等气虚、阴虚症状。偏于阴虚的肿瘤患者此时更要注意多吃补气滋阴、生津润燥的食品，如雪梨、鸭梨（生食能清火，蒸熟能滋阴），有条件的不妨吃秋梨膏、养阴清肺膏等滋阴润肺之品，必要时可服汤药调整。

7. 秋季养生贵在防燥

秋季尤其要注意饮食调摄。元代忽思慧在《饮膳正要》中说："秋气燥，宜食麻以润其燥。"麻即芝麻，有良好的润燥作用。"润其燥"是秋季养生大法，并不局限于芝麻，还可多喝开水、淡茶、豆浆、牛奶等，多吃萝卜、番茄、梨、柿、百合、银耳、大枣等润肺生津、养肺清燥的食物。

这里向癌症患者推荐几款适用于秋季食用的汤粥，具体操作如下。

【秋梨汤】

原料：大鸭梨 3 个。

做法：将梨带皮洗净后，切成碎块，水煎熬汤，食梨饮汤。

【木耳芝麻饮】

原料：黑木耳 5 克，黑芝麻 10 克。

做法：将黑木耳温水泡发，黑芝麻炒香，两黑置锅内，加水煎熬，加蜂蜜调味，分次食用。

【荸荠豆浆饮】

原料：豆浆 1000 毫升，荸荠汁 100 毫升。

做法：将豆浆、荸荠汁混匀，加白糖适量，煮沸饮用。

【菊花饮】

原料：白菊花 10 克。

做法：将白菊花放入杯内，加适量白糖，倒入沸水中，盖泡 3 ~ 5 分钟，当茶饮用，每日 1 剂。

【梨粥】

原料：梨 2 个，粳米 100 克。

做法：将梨洗净后连皮带核切碎，加粳米和水煮粥。

【胡萝卜粥】

原料：胡萝卜 250 克，粳米 100 克。

做法：将胡萝卜洗净切碎，加粳米和水煮粥。

【菊花粥】

原料：菊花 50 克，粳米 100 克。

做法：先将菊花煎汤，再将菊花汤与粳米同煮成粥。

【芝麻粥】

原料：芝麻 50 克，粳米 100 克。

做法：先将芝麻炒熟，研成细末，待粳米煮熟后，拌入芝麻末同食。

【粟子粥】

原料：粟子 50 克，粳米 100 克。

做法：将上述原料加水煮粥。

【百合粥】

原料：百合 30 克，粳米 60 克。

做法：将上述原料加水用小火煨煮，熟后加白糖适量，即可食用。

另外，秋季应经常吃大红枣。现代药理研究发现，大枣含有环磷酸腺苷和一组三萜类化合物山楂酸等。经实验证明，山楂酸有较强地抑制癌症作用，其抑癌效果超过抗癌药物 5 - 氟尿嘧啶。环磷酸腺苷调节细胞的分裂繁生，并使癌细胞分裂向正常细胞转化。动物实验表明，大枣有良好的抗胃肠道肿瘤的能力。

还有，常吃萝卜对癌症患者很有益处。俗话说"十月萝卜小人参"，萝卜既是蔬菜又是中药。近年来医学家发现，萝卜有较好的抗癌作用。这是因为萝卜内含有纤维木质素，能提高巨噬细胞吞噬细菌、异物和坏死细胞的功能，从而加强人体抗癌能力。另外，萝卜含有的淀粉酶也能分解致癌物亚硝胺，有防癌作用。因此，科学家认为，萝卜是一种良好的保健抗癌蔬菜。

此季节还要特别注意，秋季瓜果大量上市，有的癌症患者，尤其是脾胃虚弱经常腹泻的患者，一定要防止"秋瓜坏肚"，立秋之后不论是西瓜还是香瓜、菜瓜都不能恣意多吃，否则会损伤脾胃的阳气。

8. 什么是冬季养生

冬季从立冬开始，经过小雪、大雪、冬至、小寒、大寒，直到立春的前1天为止。冬三月草木凋零，冰冻虫伏，自然界万物生机闭藏，此季节正是人体"养藏"的最好时刻。《黄帝内经·四气调神大论篇第二》中指出"冬三月，此谓闭藏，水冰地坼，无扰乎阳，早卧晚起，必待日光，使志若伏若匿，若有私意，若已有得，去寒就温，无泄皮肤，使气亟夺，此冬气之应，养藏之道也，逆之则伤肾，春为痿厥，奉生者少"。冬天草木凋零，昆虫入蛰，所以把冬天叫作闭藏。冬天阴盛而阳衰，水结冰，地冻裂，是闭塞潜藏的时候，人在这个时期，应该是让屋子温暖，多穿衣服，做到固密御寒，使阳气不受扰乱，早睡晚起，必待日光，使精神潜藏伏匿，好像有私意存在胸中而不外露的样子，又好像外无所求、若有所得的情况。冬天寒冷，应该是避寒就温，也不使皮肤多出汗，以免使阳气随而外泄，如果使阳气外泄，是为夺气，夺之再夺，是为亟夺，不能使气亟夺，这是冬天潜藏季节的养生之道；如果违犯了这个道理，应藏反泄，应冷反热，使气亟夺，那么就损害了应该潜藏的力量，也就减少了供应春天生长的功能，到了春天就要生痿厥病，所以说"奉生者少"。

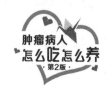

9. 冬季如何保健

　　人们传统认为，"冬练三九，夏练三伏""早晨空气最新鲜"，事实并不都是这样。早晨，尤其是在冬天冷高压影响下的早晨，往往会有气温逆增的现象，即上层气温高，而地表气温低，大气停止对流活动，因而地面上的有害污染物不能向大气上层扩散，于是淤滞和停留在下层呼吸带。这时，如果过早外出锻炼，就会深受其害。活动量越大，呼吸量也越大，则受害也越严重。从大气污染的角度出发，早锻炼是不适宜的，所以提出"早卧晚起，必待日光"还是有科学道理的。实践证明，人体的许多疾病都与季节和天气变化有关。在严冬，由于气温下降，冷空气挟着病菌进入人的呼吸道，可导致一些慢性气管炎急性发作。如果气温骤降，或有寒潮来临，这常会使伴有心血管疾病的肿瘤患者感到胸闷、气短、头晕、两腿肿胀、恶心和全身不适，并能诱发心肌梗死和中风。所以在冬季，肿瘤患者一定要注意防寒保温，防止各种疾病的发生。

　　冬季气候变化多端，时而由寒转暖，时而由暖转寒，常有一昼夜间温度相差十几摄氏度的现象。这种反常的气象变化是一些传染病流行的好机会。其中对人们威胁最大的莫过于流行性感冒（流感），而流感对肿瘤患者来说威胁更大。一旦患上流感，身体免疫功能极度下降，体质虚衰，癌细胞将适机泛滥，极易造成病情加重。这时要立即用药，控制流感，增强抵抗能力，不让癌细胞有可乘之机。为了有效地预防流感，在流行期间，应尽量少去公共场所，注意保暖和休息，保持室内空气新鲜。家中有了流感患者，要注意保护自己，做好隔离。

　　此外，要注意冬季营养的补充。冬季进补无外乎食补和药补两种，食补可增加一些膏粱厚味，如炖肉、熬鱼、火锅等；药补如阿胶、人参、鹿茸等；但应注意，无论哪种补法均应根据自己身体需要和病情而进补，要辨证施食、辨证施药。该忌口的还要忌口，且不可乱补。特别是药补，一定遵循医生的指导，以免对身体产生坏作用。事实告诉我们，有些肿瘤患者对于"冬季进补"这句话不进行具体分析，到了冬天乱用补品，结果造成轻者头晕、眼花、口干舌燥、脱发、掉牙，甚至有的流鼻血，重者造成癌病复发和转移，危及生命。这样做不仅违背了"冬进补"的意义，而且也违反了"养藏"的规律。再有，冬季人体肾气始旺，宜少吃咸味食物以保护肾脏。

现推荐几种效果颇佳的药粥食谱，具体操作如下。

【羊肉粥】

原料：羊肉250克，粳米100克。

做法：先将羊肉洗净烹煮，切碎备用；粳米淘洗后，加适量水煮粥，煮至半熟时倒入羊肉，同煮至熟。吃肉喝粥。

【胡桃粥】

原料：胡桃仁50克，粳米100克。

做法：将上述原料加水同煮成粥。

【龙眼粥】

原料：龙眼肉30克，粳米100克。

做法：将上述原料同煮成粥。

【枸杞粥】

原料：枸杞50克，粳米100克。

做法：将上述原料同煮成粥。

【腊八粥】

原料：粳米100克，花生仁20克，黄豆20克，莲子肉20克，红枣20克。

做法：将上述原料同煮成粥。

还有应该注意的是，冬天最好"清心寡欲"，节制性生活，以保护肾精。肺肾相生，肾精充盛，咳喘之病可免。若肾精亏虚，阳气不足，寒潮袭来，常诱使肺癌、肾癌、膀胱癌患者病情加重，甚至复发或转移。

10. 四时养生很重要，莫轻视

四时之气不可违逆，逆之就要生病，那么会生什么病呢？

"逆春气则少阳不生，肝气内变"。春天若违背了养生之道，则少阳之

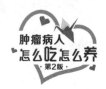

气不能主动上升，而内郁于肝，因而肝气内变。

"逆夏气则太阳不长，心气内调"。夏天若违背了养生之道，则太阳之气不能卫外，失其长养之令，而内薄于心，使心气内虚。

"逆秋气即太阳不收，肺气焦满"。秋天若违背了养生之道，则太阳失去了收养之功，太阳气行，主化上焦，所以肺气不收而胀满。

"逆冬气则少阴不藏，肾气独沈"。冬天若违背了养生之道，则少阴不能闭藏，少阴之气，内通于肾，所以少阴不伏，肾气独沉。

"夫四时阴阳者，万物之根本也，所以圣人春夏养阳，秋冬养阴，以从其根；故与万物沉浮于生长之门，逆其根则伐其本，坏其真矣。故阴阳四时者，万物之终始也，死生之本也；逆之则灾害生，从之则苛疾不起，是谓得道。道者圣人行之，愚者佩之。从阴阳则生，逆之则死；从之则治，逆之则乱。反顺为逆，为谓内格"。这一段反复地说明了阴阳在万物生长中的重要性，万物生于春，长于夏，收于秋，藏于冬，这是由四时阴阳的变化规律来运行，所以说四时阴阳就是万物生长的根本，也是万物之所成始成终为死为生的根本，这个规律是不允许有丝毫违背的。所以，圣人能顺应着这个规律来春夏养阳，秋冬养阴，这样就能从根本上做好养生，能够和万物的生长规律一样而寿命无穷。因此说，如果违反了阴阳之道，则病灾发生，顺应了就不生严重的病，这样才可以称为已得养生之道；但在执行中唯圣人可以办到，愚者却往往背道而驰。如逆阴阳则气乱，气乱则死，如果是体内阳气不得入，阴气不得出，这样就阴阳内格化而为病了。

"是故圣人不治已病，治未病，不治已乱，治未乱，此之谓也。夫病已成而后药之，乱已成而后治之，譬犹渴而穿井，斗而铸锥，不亦晚乎?"这是喻言病已成不及治，乱已成不及平的意思，应当早做预防，不必等到生了病再去治疗。怎样才能预防呢? 唯有掌握四时调摄精神，以预养生长收藏之气，才是好办法。

以上介绍了一年四季的养生方法并强调了重要性，如果能够认真遵循和身体力行地去实践，这对癌症患者的康复和提高生存质量会有所帮助。

最后要再强调一点，四季养生只是癌症患者康复途径之一。在注重养生的同时，还要坚持服用中药和运用其他综合疗法，只有这样患者才会取得最佳疗效。临床上有很多患者尤其是早期患者，认为手术后自觉症状良好，就可以高枕无忧了，自作主张停止了服药治疗，这是非常危险的，癌症的复发和转移或病情突然变化，往往最容易出现在这个时候。因此，作为医生应该告诫癌症患者，在病情未进入稳定期前，一定要坚持服用中药，特别是在季节交替之时更要服药，如秋、冬季节，气候干燥，天气逐渐转凉，这时患呼吸系统和泌尿系统的肿瘤患者必须用药，到了春季万物生发，则所有癌症患者都要用药。实践证明，坚持服药时间越长病情就越稳定，不易复发和转移。值得提醒的是，有的癌症患者，除了本身的病变以外，又出现了其他一些症状，这就更需要抓紧服药治疗。不能小看一场感冒，因为感冒是万病之源，它可以引起旧病复发和新病加重，同时也不要忽略失眠、饮食不佳等症状，这都需要及时用药调解，只有做到这一点，所患的癌症才能逐渐吸收、缓解，甚至消除，达到痊愈之目的。

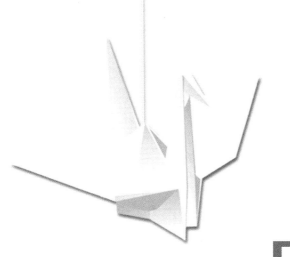

Part 6

专家教您全方位预防肿瘤

80% 癌症是由不良生活方式和环境因素引起的，35%～40% 癌症与不科学、不合理的膳食有关，30% 癌症由吸烟引起且被动吸烟的危害更大，5% 癌症则与饮酒有关，这些统称为"生活方式癌"。所以，日常生活中需重点注意以下 3 个方面的保健。

（1）情志因素：性格孤僻古怪、沉闷忧郁、心胸狭窄、多愁善感、厌世悲观、妒火旺盛、暴躁易怒、爱生闷气，这种人容易为癌症所侵袭。究其原因，不良情绪能影响人的免疫功能和内分泌，使免疫功能降低，内分泌失去平衡，是一种强烈的"促癌剂"；而精神乐观可以提高人体的免疫功能，是最好的"抗体"。

日本专家经过实验发现，癌症患者笑过之后，体内天然杀伤癌细胞的活性物质会大大提高，因此，要培养开朗乐观的性格，学会自我调节情绪，做到宽宏大度，笑口常开，确保心理健康。

（2）饮食因素："病从口入"，此话对许多疾病是正确的，包括某些癌症。合理膳食可减少 90% 胃癌和结肠癌，以及 20% 子宫内膜癌、胆囊癌、胰腺癌、宫颈癌、口腔癌、鼻咽癌和食管癌的死亡率，并可降低 10% 癌症的总死亡率。

食管癌的发生与食物或饮水中亚硝胺、霉菌污染，以及遗传、营养不平衡等因素有关。

防癌饮食指南：①维持理想体重；②饮食多样化且适量；③每日饮食要包括多样蔬菜及水果；④多食纤维含量高的食物；⑤限制酒精的摄取；⑥减少盐腌、烟熏及含硝酸盐食物的摄取。

中医学归纳为 3 条原则：①饮食宜清淡、易消化又富于营养；②辨证用膳，即寒者热之、热者寒之、虚者补之、实者泄之；③注意忌口，避免刺激性强的食物，避免某些发物（如公鸡、鹅、猪头肉等）及不新鲜食物，避免与用药相畏忌的食物（如人参与萝卜，补血药与茶叶）等。

（3）适度锻炼：适度锻炼的关键是适度，适度锻炼能够有助于调和气血，通畅经络，培养和调动自身的抗癌能力。"扶正祛邪"是中医对肿瘤预防的重要环节。

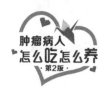

1. 脑瘤的预防方法

（1）远离甲醛等有毒有害的化学气体：①室内装修选择环保材料；②新买回来的汽车脚垫建议不要马上使用，应先在阳光下晾晒，加快有机物挥发，如感觉脚垫刺激性气味较重，要及时更换；③不要使用劣质仿瓷餐具；④室内喷杀虫剂后，一定要通风以后才能够进入；⑤接触各种化学制剂如油漆、溶剂、染料等，注意防护。

（2）避免创伤刺激：生活、工作中注意人身安全，避免意外的打击与刺激。

（3）远离各种辐射：手机、电脑、微波炉是常见的生活用品，电磁辐射是否致癌还没有明确的科学依据，也没有得到专家共识。2011 年国际癌症研究机构确实把手机信号归到了"可能致癌物"一类，虽然目前还不能证明它是否致癌，但仍需值得继续关注。开启微波炉后，最好与它保持 1 米的距离。用手机打电话时，建议使用耳塞，电量低时尽量不要通话。

（4）避免接触各种射线：射线可能会导致肿瘤的发生。对于可能会接受到放射线的人员，一定要做好射线的防护准备工作。

（5）尽量避免感冒：各类病毒入侵，不容易被察觉。加强体育锻炼，保持生活规律，避免熬夜，可增强抵抗力。

（6）生活中戒烟、酒：烟酒对于人体的危害不仅仅限于肺癌、肝癌等，和脑瘤的发生也有一定的关系。均衡饮食，不挑食，多吃新鲜的蔬菜、水果，如胡萝卜、南瓜、西红柿、莴苣、油白菜、菠菜、大枣、香蕉、苹果、芒果等。尽量避免食用过咸、过辣食物及碳酸饮料等。

（7）注意以下症状，早诊早治：①头痛、视力减退；②突然抽搐；③半身麻木或无力，逐渐加重，而没有好转趋势；④复视，有说话或吞咽方面的困难；⑤眩晕，行走不稳当，动作不准确；⑥性格发生变化；⑦儿童不自主地多动。

2. 鼻咽癌的预防方法

（1）早发现、早治疗：鼻咽癌是头颈部肿瘤中很常见的一种肿瘤，在众多肿瘤之中，鼻咽癌治愈率高于其他癌症，关键在于早期发现和早期治疗。中国生物抗癌网专家介绍，只要大家做到定期检查、保证足够睡眠、颈部抚摸这三点，鼻咽癌可以得到很好地预防，一旦发现无明显诱因的吸涕带血，就应及时检查。

1）定期检查：由于鼻咽癌初发位置较为隐蔽，早期可能没有任何症状，因此定期检查就非常必要。尤其是有家族史等高危人群应每半年或1年到专科医院做一次例行检查。

2）留意生活中的蛛丝马迹：在繁忙的工作中不能忽视身体的不适症状。有相当一部分患者在被确诊后会告诉医生有些症状其实早已发现，但都自认为是由于过度疲劳所致，一拖再拖耽误了治疗。因此，平时要养成注意观察的好习惯，如观察痰、涕的性状，是否有带血现象。感冒时痰、涕中带血是常有的现象，这是由于黏膜充血、水肿，或者擤涕时过重发生小血管破裂所致，不必惊慌；但如果出现无明显诱因的擤涕或吸涕带血，就应及时检查。

3）其他：养成触摸颈部并观察淋巴是否有异样的习惯，也有助于早期发现鼻咽癌。

（2）注意鼻咽喉保健：慢性鼻窦炎患者应经常清除鼻内浊涕，注意擤鼻方法，以免鼻涕进入中耳腔，引发中耳炎。中医通常根据病症采用清热除痰，调补肺、脾、肾三脏为主要治疗手段。积极治疗急性鼻炎、鼻部邻近器官疾病及全身性疾病，防止诱发本病。另外，不可长时间使用血管收缩性滴鼻液，如麻黄素、鼻眼净等，以免引起药物依赖性鼻炎。

（3）生活调理

1）避免有害气体的吸入：鼻咽部是外界空气进入肺部的必经之路，有害气体进入肺部之前首先侵害的是鼻咽部。常见的有害气体有汽车尾气、煤油灯气、杀虫气雾剂等。另外，还要积极戒烟、戒酒。

2）预防感冒：注意气候变化，预防感冒，保持鼻及咽喉卫生，避免病毒感染。

3）避免体力过劳：如重体力劳动、熬夜、过度体育锻炼等，均可使机体的内环境失衡，抵抗力下降，促使癌症复发或转移。

4）注意卫生：治疗期间应注意局部卫生，每日数次漱口，必要时行鼻咽腔冲洗，1年内避免拔牙。

（4）饮食调理：饮食宜均衡，多吃蔬菜、水果，少吃或不吃辛燥刺激食品和咸鱼、咸菜、熏肉、腊味等含有亚硝胺的食物，不过量饮酒。特别要说一下咸鱼、腌鱼，烂咸鱼是一种直接引起癌症的食品，尤其容易导致鼻咽癌。中国南方各地15～40岁人群中，患鼻咽癌者比较多。

另外，鼻咽癌放化疗期间患者常出现口燥咽干、食欲缺乏、恶心、呕吐。中医认为，此属气阴虚损、热毒炽盛，故在饮食上尤应避免辛燥热毒刺激之品，宜选清淡、易消化、营养丰富、味道鲜美的食物。

3. 甲状腺癌的预防方法

（1）好心态很重要：中医理论认为，甲状腺癌多因情志不舒、肝气郁滞所导致，保持心情愉悦、自我减压很重要。

（2）放射线的影响：减少接触放射线。调查研究发现，甲状腺发病率随着放射剂量增加和放射暴露时间而增高。

（3）碘：碘摄入要适量，"过"与"不及"均不可取，保证正常生理需求量即可。

（4）定期体检，尽早发现甲状腺病变，排除甲状腺癌。

4. 食管癌的预防方法

（1）戒烟、酒，减少咖啡摄入：吸烟、饮酒是食管癌较为肯定的危险因素。烟草中的尼古丁、亚硝胺等致癌物质，有可能随唾液或食物下咽到食管或吸收后作用于食管引起癌变。酒精可引起体内激素分泌，从而引起恶性肿瘤的易感性。每日3杯以上咖啡可能致癌，咖啡可破坏体内B族维生素。

（2）饮食习惯：避免长期大量使用腌菜和霉变食物，腌菜及霉变食物均可造成体内亚硝酸盐含量显著增加，增加致癌概率。长期喜进烫食、粗食、饮浓茶，多食辣椒等刺激性食物及进食过快等不良习惯可引起食管黏膜损伤。忌食熏烤食物。

（3）积极治疗慢性食管炎、十二指肠反流症，减少食管癌的癌前病变。

（4）合理膳食：多吃新鲜蔬菜、水果，可阻断体内亚硝胺合成。增加动物类蛋白进食比例，增加含维生素 A、维生素 B_2、维生素 C 食物摄入如卷心菜、莼菜等深绿色食物，以及牛奶、鸡蛋、胡萝卜、番茄、莴笋、芦笋、葱、蒜、绿茶、各种维生素 C 含量高的水果等。避免饮用水被亚硝酸盐污染，尽量使用自来水。

（5）定期体检：家族成员中若有人患食管癌，需定期体检。

5. 肺癌的预防方法

（1）注意日常生活习惯和工作生活环境，从源头加以控制

1）禁止和控制吸烟：戒烟，减少吸二手烟的机会。长期吸烟者的肺癌发生率是不吸烟人群的 20～40 倍。

2）控制大气污染：PM2.5（可吸入肺颗粒）质量小，直径小，富含毒素，在空气中悬浮时间长，能进入到肺组织远端，对人体的毒性非常大。在污染严重的情况下，居民每天吸入致癌物的量相当于吸 20 支纸烟。提倡多走路，少开车，减少汽车尾气的污染。遇到雾霾天气，尽量减少户外活动，必须要出去的话，应该戴口罩。

3）家庭防护：主要防护点在油烟。一项研究报告表明，在通风系统差、燃烧效能极低的炊具上做饭，对健康造成的损伤相当于每天吸 2 包烟，这种情况每年在全球导致 160 万人死亡。油烟的致癌作用主要是其中含有苯并芘致癌物，可导致人体细胞染色体损伤，长期吸入可诱发肺脏组织癌变。

4）职业防护：开采放射性矿石的矿区应采取有效的防护措施，煤矿工人应该戴防护面罩，对暴露在含有致癌化合物环境下的化工厂职工也应该有必要的防护措施。在工地干活的人，面对施工不可避免的污染时，应当做好有效的防护措施。

5）调整好心态，保持心情畅快：情绪低落会导致身体免疫系统降低，分辨不出哪些是异常细胞，从而增加疾病的发生率。

（2）调整饮食结构，养成健康的饮食习惯

1）维生素 C：要多吃富含维生素 C 的食物，比如卷心菜、油菜、大白菜、土豆、西红柿、辣椒、菜花、柠檬、芒果、草莓等，因为维生素 C 能帮助肺部抗氧化，减少肺癌的发生率。

2）维生素 A：多补充维生素 A 含量多的食物，如动物肝、牡蛎、带鱼、黄鳝、虾、蟹、牛奶、蛋类等。饮食中缺少维生素 A 的人，往往肺癌发病率比正常人高 3 倍。

3）维生素 E：芬兰科学家对男性吸烟者所做的调查显示，在血液中生育酚（维生素 E 的主要形式）含量较高的人患肺癌的概率可降低 19% ~ 23%。研究证明，维生素 E 对预防肺癌作用明显。富含维生素 E 的食物有植物油、麦芽、坚果、粗粮、绿叶蔬菜，肉、蛋、奶等食物中也含有一些。特别说明的是，鱼油中维生素 E 含量相当丰富。

4）维生素 B_{12} 和叶酸：抽烟的人最好每天增加维生素 B_{12} 和叶酸的摄入。建议每日服用 1000 ~ 2000 微克维生素 B_{12} 和 400 微克叶酸，同时服用可帮助预防支气管组织癌变。

5）其他：香菇、胡萝卜、红薯、大蒜也是很好的抗癌食物。据研究，香菇含有一种叫"1，3 - β 葡萄糖苷酶"的物质，能提高机体抑制癌瘤的能力，加强抗癌作用，并且没有不良反应。胡萝卜含有大量胡萝卜素，其能在人体内转化为维生素 A，使患癌症的机会减少 40%，常食胡萝卜能帮助吸烟的人减少患肺癌的危险。同时，不吃霉菌毒素污染或烧焦的食物，少吃腌制、烟熏食物，少吃油煎、炸烤食品。控制食盐摄入量。

（3）拥抱大自然，呼吸清新空气，做有氧运动：肺是人类用来呼吸的脏器，主气，司呼吸，主宣发肃降，通调水道，朝百脉，主治节，并与鼻窍、皮肤密切相关。因此，空气是否清新直接影响肺部健康。

另外，坚持在空气清新处做有氧运动，常见的有氧运动项目有步行、快走、慢跑、竞走、滑冰、长距离游泳、骑自行车、打太极拳、跳健身舞、跳绳、做韵律操、球类运动等。

专家建议，应避免傍晚时分在广场跳舞，因为这个时间段空气污染程度较大，尽量选择到公园或树林等空气好的场所进行锻炼。

（4）个性化体检建议：若基因检测结果显示您属于肺癌易感基因型，患病风险度高，那么应在每年定期体检中加入针对肺癌的常规检测，以做到早预防、早诊断、早治疗，降低肺癌的患病风险。

6. 乳腺癌的预防方法

（1）接受专业检查：一是临床体检；二是 X 线检查；三是超声检查。一旦发现自己患有纤维囊性乳腺病，应立即治疗，不要拖延治疗的时机。

（2）乳房自检：乳腺自查，20 岁以后每个月检查 1 次。检查时用力要均匀，以手指能触压到肋骨为宜。如果发现有结节、包块，要去医院做进一步检查。

（3）乳房的清洁与保养：每天淋浴时应给乳房特别关照，医生建议女性应该用专门的浴刷清洗乳头、乳晕，这对先天性乳头凹陷的女性来讲尤为重要。然后以乳头为中心，用体刷对乳房做旋转式按摩，这不仅能刺激血液流通，还可轻微蜕掉上层死皮。

（4）养成健康的生活方式：医生在临床中发现，乳腺疾病的发病与很多不良生活习惯有关，女性朋友应该让自己的生活方式更健康，才能预防疾病发生。常吃海带、紫菜等海藻类食物可防止乳腺癌发生。专家认为，乳腺癌发病率高的国家与人们缺碘有一定关系。研究发现，肿瘤患者的血液多呈酸性，而海藻这类含碘、钙较多的食物，能调节和平衡血液的酸碱度，从而起到一定的防癌作用。此外，海藻类食物还有清热解毒、软坚散结的作用，这与中医理论中防治乳腺癌的观点相一致。

（5）避免饮酒：饮酒对于女性来说，其危害要比男性大得多。饮酒妇女患乳腺癌的危险性较很少饮酒者高，每日饮酒 1 杯或 1 杯以上者，患乳腺癌危险性比很少饮酒者增高 45% 以上，这种危险性在绝经前妇女中最为显著。目前认为，酒精可刺激脑垂体前叶催乳素分泌，而催乳素又与乳腺癌发

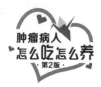

生有关。因此，女性尤其是绝经前后的女性，应戒酒或少饮酒。

（6）少喝咖啡：咖啡、可可、巧克力，这类食物中含有大量咖啡因、黄嘌呤，可促使乳腺增生，而乳腺增生又与乳腺癌发生有关。女性特别是绝经前妇女，如果过多地摄取这类食物，随着咖啡因的大量摄入，乳腺癌发生的危险性就会大大增加。因此，女性尤其是中年以上女性，应少饮咖啡，少吃巧克力。

7. 胃癌的预防方法

（1）饮食方面：①不吃或者少吃腌制食品；②多吃新鲜水果和蔬菜，多喝牛奶；③减少盐的摄入量；④避免暴饮暴食，少吃烫食；⑤不吸烟，减少饮酒；⑥腹部有不适时尽快就诊；⑦尽量不吃隔夜食物。

（2）运动方面：①慢跑可以防癌，建议每天锻炼 1 小时；②做瑜伽可提高内脏活力，配上音乐效果更好；③若要起到防癌作用，每次运动需达到30 分钟。

8. 结肠癌、直肠癌的预防方法

（1）良好的饮食习惯：要减少脂肪的摄入，不要偏爱三高一低，即高热量、高脂肪（油）、高蛋白（肉类）、低纤维素食物，少食煎炸类食物，多吃水果、蔬菜和富含纤维素的食品，即低脂、高纤维素食物。

我们推荐每日至少食用 5 份蔬菜和水果及其他一些植物类食物，如馒头、面包、谷物、大米、豆类等。尽管研究显示食物不能影响结肠息肉的发生和治疗后的复发，但可能会影响结肠癌的其他发病阶段。此外，这种食谱还可以减少发生其他疾病的风险，如心脏病、高血压、肥胖症及糖尿病等。另外，低脂、高纤维素食品还可以提供其他一些健康受益。

（2）保持大便通畅：粪便中有许多有害致癌物质，若长期居留，对大肠癌的发生会起到推波助澜的作用。

（3）预防和治疗肠道疾病：预防肠道疾病，积极治疗癌前疾病，如克罗恩病、溃疡性结肠炎、便秘、血吸虫病及息肉样溃疡等。

（4）注意不适症状：出现大便习惯、次数、性质改变，大便表面附着血液及黏液或脓血，腹部隐痛，进行性贫血，无原因消瘦等症状时应及时看医生。

（5）适宜的锻炼：寻找适合自己的锻炼方式，增强体质，提高免疫力，自我放松，缓解压力，保持良好的心态。适度的身体活动如走楼梯（而不是乘坐电梯）、养花和步行等也可以帮助减少患癌风险。

（6）维持健康的体重：由于肥胖症是结肠癌、直肠癌发生的危险因素，因此维持健康的体重可以减少风险。食用低脂食品及进行常规锻炼是保持体重的最好办法。

（7）注意维生素和钙的摄入：一些研究提示，每日摄入包括叶酸在内的大量维生素可能会降低发生结肠癌、直肠癌的风险。其他研究表明，摄入更多的钙，也会降低患癌风险。

（8）激素替代疗法：一些研究已经显示，在绝经期后使用激素替代疗法的女性发生结肠癌、直肠癌的风险相对较低；但是，大样本量的研究也提示，绝经期后使用激素替代疗法会增加罹患其他疾病的风险。

（9）每年定期做肛门指检：肛门指检是一种简单易行而又重要的肛肠科检查方法，因为许多肛管直肠疾病仅凭肛门指检即可早期发现，如80%的直肠癌可在肛门指检时被发现。值得注意的是，直肠癌延误诊断的病例中约85%是由于未做肛门指检，有的甚至丧失了手术时机，这是值得医患双方重视和警惕的。应该指出的是，仅凭肛门直肠指检，不一定能完全确诊肛管直肠癌。我国低位直肠癌的比例很高，大部分都能在直肠指检触到，但位置高的不一定触到。所以，触不到的不一定没有直肠癌，还要到有条件的医院做进一步检查。

（10）防肠癌男女有别：日本厚生劳动省一项调查显示，摄取维生素 B_6 较多的男性及喝咖啡较多的女性患大肠癌的概率较低。

日本有报道说，这项调查前后持续了10余年，先是在1990年和1993年对约10万名40~60岁研究对象进行饮食状况普查，此后对这些人进行跟踪调查，直至2002年。研究人员发现，在男性中，摄入维生素 B_6 较多的人

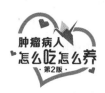

群比摄入量最少的人群患大肠癌的概率低 30%~40%；每天喝 3 杯以上咖啡的女性比几乎不喝咖啡的女性患结肠癌的风险低 56%。调查小组认为，这一男女有别的研究结果与男性饮酒等习惯有关。大米、鱼类等富含维生素 B₆ 有防止酒精引发癌症的作用，因此，维生素 B₆ 的防癌效果在饮酒较多的男性身上得以表现出来。咖啡能抑制肠道内胆汁酸的浓度，从而预防癌症，但是在男性身上，这一效果被他们饮酒、抽烟的习惯所抵消。

世界卫生组织提出了预防大肠癌的健康十六字方针，即"合理膳食、适量运动、戒烟限酒、心理平衡"。

9. 肝癌的预防方法

据有关部门统计，肝癌已经成为危害人们身心健康的主要杀手，发病率、死亡率都很高。肝癌虽然可怕，但它是可以预防的，通过积极预防，可以明显减少肝癌的发病率。现代医学把肝癌分为三级预防：一级预防即减少可能致癌的因素；二级预防可概括为"早发现、早诊断、早治疗"；三级预防就是临床积极治疗及防治并发症。

（1）病因预防：国内外流行病学研究已经证明，病毒性肝炎（乙型和丙型）、黄曲霉毒素污染的食物及蓝绿藻污染的饮水是肝癌的最重要诱因。因此，"管水、管粮、防肝炎"是防肝癌的第一步方针。在我国，肝癌绝大部分是由肝炎引发的，给新生儿及其他高危人群注射乙肝疫苗是减少乙肝病毒携带者、减少肝癌的关键。防止粮食如稻米、玉米及花生、豆类等的霉变，饮用卫生、安全的深井水及自来水对于降低肝癌的发病率可以收到良好的效果。

（2）"三早"机制：即早发现、早诊断、早治疗。对慢性肝病患者定期进行甲胎蛋白和 B 超检查有助于早期发现肝癌，至少每半年一次。因为肝癌早期症状不明显，无特异性，易误诊误治。早诊断的目的在于早治疗，一旦确诊，应根据肿瘤的大小、部位、有无肝内外转移及患者全身情况来选择合理的治疗方案，以求根治。肝癌二级预防的目的在于挽救患者生命，保证其生活质量。

（3）积极治疗：对早期肝癌尤其是在体检中发现的，肝癌范围不大，肝硬化不是很严重者力争早期手术切除。部分患者复发后可再次手术，长期生存。如果发现不能切除的大肝癌或多发性肝癌，应首选介入治疗，有一部分患者经一两次介入治疗后病灶缩小，这时可再手术切除。对肝硬化明显不宜手术的小肝癌或位置不好的肝癌应该采用中医保守治疗。

10. 胆囊癌的预防方法

（1）积极治疗慢性胆囊炎、胆结石、胆囊息肉、胆道蛔虫症，减少胆囊癌的癌前病变。

（2）饮食：避免辛辣刺激性食物，减少油腻食物，不喝烈酒，饮食清淡，多食新鲜水果、蔬菜，保持大便通畅。

（3）调整好心态，保持心情愉快：情绪稳定，乐观豁达，好心情可以提高机体免疫功能。

（4）锻炼身体：中医认为"正气存内，邪不可干"，锻炼身体，如跳广场舞、打太极拳、快步走等，只有体质强壮，肝气条达，肝脏疏泄分泌胆汁功能正常，胆囊排泄胆汁功能正常，才能减少胆囊癌发病率。

11. 胰腺癌的预防方法

（1）戒烟戒酒，保持良好的作息时间：世界卫生组织预言，如果人们都不再吸烟，5年之后，世界上癌症将减少1/3；其次，不酗酒。胰腺癌与吸烟和酗酒均密切相关。

（2）饮食营养要合理搭配：不要过多地吃咸而辣的食物，不吃过热、过冷、过期及变质食物；年老体弱或有某种疾病遗传基因者酌情吃一些防癌食品，保持良好的精神状态。

（3）保持良好的心态，学会劳逸结合：压力是重要的癌症诱因，中医认为，压力导致过劳体虚从而引起免疫功能下降、内分泌失调、体内代谢紊乱；压力也可导致精神紧张，引起气滞血瘀、毒火内陷等。

（4）加强身体的锻炼：要多在阳光下运动，多出汗可将体内代谢产物随汗液排出体外，避免形成酸性体质。

（5）生活要规律：生活习惯不规律的人，如彻夜唱卡拉 OK、打麻将、夜不归宿等生活无规律，都会影响机体免疫力，容易患胰腺癌。

预防胰腺癌的关键，首先需要改变不良的生活习惯，尤其要从调整膳食结构着手。比如，拒绝吃烧焦和烤煳的食品，尽量少吃糖类及甜食，少吃高脂、高油、多盐食物。日常饮食需注意将谷类、豆类、甘薯等粗粮作为膳食的主体，严格控制肉类等动物性食物和油脂的摄入，每天新鲜蔬菜和水果必不可少。此外，不暴饮暴食，减少应酬，避免肥胖也非常重要。

12. 肾癌的预防方法

（1）养成良好的生活习惯有助于预防肾癌

1）戒烟，多饮水：预防肾癌首先应不吸烟或尽早戒烟。水是最好的预防"药物"，多饮水可以降低毒素的有效浓度，减少患肾癌的概率。

2）积极治疗其他肾脏疾病：积极治疗是根据其他疾病而言的，比如肾囊肿，若不好好治疗，很容易使肾脏发生恶性病变，诱发肾癌。研究表明，肾脏有疾病的人比正常人患肾癌的概率高很多。

3）定期检查：要养成定期或不定期参加体检的习惯，也可日常注意自检，确认肾脏的健康程度，将一些疾病扼杀在摇篮里。

4）良好的卫生习惯：养成良好的卫生习惯，不食用霉变腐烂腌制食品。宜清淡饮食，适当进食鱼、鸡蛋及少量动物瘦肉。避免放射线侵害，慎用激素。注意保持环境中的空气流通，减少有毒有害气体的积聚。尽量避免接触一些化学性致癌物质，加强对铅化合物接触的防护，减少肾癌的发病概率。

5）慎用解热镇痛药：日常疾病治疗过程中有些药物要谨慎使用，如非那西汀等药物应在医生的指导下使用，使用不当会伤害肾脏，埋下病变隐患。

6）良好的心态：在心理上要保持健康快乐的状态，以及保持乐观的人生观，稳定情绪，提高生活质量。

7）多晒太阳：男人多晒太阳可预防肾癌。晒太阳不仅能补钙，还能帮男人预防肾癌。常和阳光"亲密接触"的男性，患肾癌的风险会大大降低。

8）干洗衣服不直接穿身上：干洗衣服时会用到一种四氯乙烯的化学品，它为活性溶剂，对人体神经系统有损伤，若长时间接触这种毒物有可能患上肾癌，干洗衣服后最好把衣服挂在通风处晾1周后再穿，避免接触化学物质。

9）不宜开灯睡觉：习惯开灯睡觉的儿童，患肾癌和其他癌症的可能性比较大，有研究表明，4~5个月婴儿易受到非自然光线影响，光线会使人的生理节奏混乱，抑制褪黑素分泌，而褪黑素减少与癌细胞生长有关。

10）勤剃胡须：人体呼吸时排出的多种有害气体都可滞留在胡子上，再加上大气中含有多种重金属微粒，汽车尾气排放的多环芳烃、铅等也会被胡须吸附，这些有害物有可能进入呼吸道。因此，男性预防肾癌就要勤剃胡须。

（2）坚持锻炼：持之以恒的体育锻炼能增强体质，提高人体的抵抗能力，更好地预防各种疾病。同时，还能保持身材，防止肥胖和瘦弱。每天做30分钟中等程度的运动，如游泳、跳舞、快步走、爬楼梯、做家务；或最少30分钟剧烈运动，如慢跑、爬山、骑车、有氧健身操、跑步机、足球，来达到最佳的健康效益，有助于预防肾癌。散步最好选择在空气清新的地方，如公园。

（3）合理营养膳食，预防肾癌

1）维生素A：研究表明，维生素A能阻止和抑制肾癌细胞的增生，番茄、胡萝卜、菠菜、韭菜、辣椒、杏、动物肝脏、鱼肝油及乳制品中含有大量维生素A。

2）维生素E：适当多吃富含维生素E的食物，可以提高身体免疫能力，抑制致癌物的形成。维生素E主要存在于植物油尤其是豆油中，蛋、谷物、胡萝卜、鲜莴苣等食物中含量也较多。

3）维生素C：适当多食富含维生素C的食物，维生素C又叫抗坏血酸，可以减少致癌物质亚硝胺在体内聚集，可降低肾癌发病率。蔬菜和水果中维生素 C 含量较多，如辣椒、苦瓜、青蒜、萝卜叶、油菜、香菜、番茄等。

4）B 族维生素：适当多食富含 B 族维生素的食物，B 族维生素包括维生素 B_1、维生素 B_2、维生素 B_6、维生素 B_{12} 等。它们可以抑制癌细胞的生成，还能帮助合成人体内一些重要的酶，调节体内代谢。粮谷、豆类、酵母、干果、动物内脏等食物中含量较多。

5）咖啡和茶：咖啡和茶能够增加人体对血糖调节激素——胰岛素的敏感度，胰岛素水平是影响肾脏健康的主要因素。此外，研究人员指出，咖啡和茶中含有的抗氧化物质能够保护肾脏细胞免受伤害，每天喝 3 杯或 3 杯以上咖啡的人比平均每天喝咖啡不足 1 杯的人患肾癌的风险低 16%；而且每天只喝 1 杯茶的人比不喝茶的人患肾癌的风险低 15%。

6）酚醛：香蕉可预防肾癌。研究表明，每天吃 6~8 根香蕉的人比不吃香蕉的人患肾癌风险概率要少近一半。有规律地摄入胡萝卜或甜菜等根类植物，也会降低 50%~65% 的患癌风险。原因是香蕉、胡萝卜或甜菜等蔬果中含有一种特殊的抗氧化化合物，名为酚醛，这种物质具有抑制肿瘤形成的功能，有明显的抗癌作用。黄瓜、李子、浆果等也有降低患肾癌风险的功效。

7）高脂肪鱼：女性每周至少吃一次高脂肪鱼，患肾癌的危险就会降低很多。经常吃富含不饱和脂肪酸和维生素 D 的鱼，患肾癌的危险要比从来不吃鱼的人低 74%。高脂肪的鱼有马哈鱼、鲭鱼和鲱鱼等。

8）有目的地食用具有抗癌作用的食物：具有分解亚硝酸胺作用的食物有胡萝卜、豌豆、菜瓜、南瓜、豆芽菜、龙须菜等，以及增强机体抗癌作用的食物有蘑菇、香菇、荸荠、薏苡仁、大麦、黄豆等。

9）粗粮和新鲜蔬菜：适量食用粗粮和多食新鲜蔬菜可降低肾细胞癌的患病风险。粗粮和新鲜蔬菜所含的物质在一定程度上会抑制癌细胞的生长，同时可提高人体自身的抗癌性，增强人体免疫力和抵抗力。

13. 膀胱癌的预防方法

因为膀胱癌的发病原因和关键的发病机制尚不清楚，所以现在尚无有针对性的有效预防方法。现从高危因素、发病患者群的不同提出一些预防措施。

（1）戒烟限酒：吸烟是膀胱癌的明确危险因素。30% ~ 50% 膀胱癌和吸烟有关。吸烟可使膀胱癌发病风险增加 2 ~ 4 倍，戒烟并远离二手烟。国际癌症研究机构指出，各种酒均是一级致癌物。

（2）饮食习惯：多吃新鲜的富含维 C 及番茄红素的蔬菜、水果，适当增加饮水量。多饮水可使尿液稀释，把致癌物质的浓度降低。避免特酸或含有食品添加剂特别多的食品，少吃肉类食物，饮食不宜过咸、过辣，避免长期服用糖精等；养成良好的生活习惯，规律作息，保证充足的睡眠；适当参加体育锻炼，提高机体免疫力。

（3）职业保护：从事纺织、制革、制造、药物制造、杀虫剂生产等行业者，需注意职业保护和避免接触放射性物质，比如染料、油漆。长期接触化学、化工物质，也是引发膀胱癌的一个危险因素。长期服用某些药物，如吡格列酮、非甾体消炎药可能增加膀胱癌发生风险。

（4）遗传因素、家族史：家族成员中有肿瘤史的，50 岁以后，建议每年进行体检 1 ~ 2 次。

（5）环境因素：汽车尾气中含有苯并芘，某些化妆品和染发剂也含有有害化学物，减少接触或使用对预防膀胱肿瘤的发生有一定作用。

（6）血吸虫感染、慢性炎症长期刺激，也有发生肿瘤的可能性。

（7）有前列腺肥大、残余尿的患者可能容易得膀胱癌，所以大家不要憋尿，平时有尿感及时排空。

（8）二级预防：早发现、早诊断、早治疗。

1）早期膀胱肿瘤，有可能会出现肉眼或镜下血尿，及时就诊以明确诊断。

2）50 岁以上人群，建议每年做一次体检。查尿常规及 B 超，一般 B 超

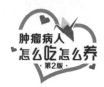

对 1 厘米以上病灶都能明确发现。

膀胱癌发病机制复杂，具体发病原因目前尚不明确，综合因素共同作用导致膀胱癌的发生。

14. 前列腺癌的预防方法

前列腺癌的发病机制目前还不清楚，也不会提出有针对性的预防措施，可能与雄激素水平高、寿命延长、经济状况改善、高脂饮食、遗传和社会环境等因素有关。重点要做的是，能够早期诊断、早期治疗，这对提高前列腺癌治疗的预后是非常关键的。

（1）与年龄有关：年龄越大，发病率越高。50 岁以上人群建议每年做一次常规体检筛查，包括前列腺 B 超、尿常规、血清前列腺特异性抗原。如果有异常建议进一步做核磁或前列腺活检。

（2）与遗传有关：遗传是前列腺癌发展成为临床型的重要危险因素，建议有前列腺癌家族史的人在 50 岁之后每年查一次前列腺特异性抗原等。

（3）与高脂肪、高热量饮食有关系：比较公认的就是，高脂饮食可能促进前列腺癌的发生和发展。红肉的食用量应该减少，适量增加白肉的摄入量，多吃豆腐等豆制品，多吃西红柿、西兰花、芦笋、绿茶等富含番茄红素、硒、维生素 C 的食物，日晒可提高维生素 D 含量，这些都是保护性因素。

（4）与雄性激素增高有关：前列腺癌与雄激素水平密切相关，可以引起体内雄激素升高的食物如冬虫夏草、蜂王浆、鹿茸等，应当避免食用。

（5）戒烟限酒：烟酒几乎是所有癌症的危险因子。不吸烟并远离二手烟。

（6）生活规律：养成规律的生活习惯，多锻炼，保持心情愉快在预防肿瘤方面非常重要。根据自身年龄身体状况，进行规律的性行为，有利于减少前列腺癌的发生。

（7）早诊早治：早期发现、早期诊断、早期治疗是最有效的二级预防手段。早期的筛查：目前普遍接受的有效方法是对 50 岁以上男性人群进行

PSA 测定，每年随访测定一次。如果 PSA 超过 4.0 ng/ml，再做直肠指诊或超声检查，如果阳性或者可疑，可继续做磁共振或针刺活检，这一方法可有效查出早期局限性前列腺癌。

（8）预防复发：首先应密切随访，主要监测 PSA 的情况、肛门指诊、骨扫描和 CT 核磁。27%～53% 患者在术后十年内发生局部复发和远处转移，15%～35% 患者五年内需要接受二线治疗，包括内分泌、放疗、化疗等。保持心情舒畅，生活规律，纠正不良习惯，辨证服用中草药，对于预防复发十分有益。

15. 卵巢癌的预防方法

（1）定期查体：卵巢癌的发生与遗传有一定相关性，5%～10% 卵巢癌属于遗传性卵巢癌，家族中有直系亲属患有乳腺癌、卵巢癌、子宫内膜癌、结肠癌的妇女更应定期健康检查（如阴超、CA12-5 等肿瘤标志物的检查），警惕卵巢癌的发生。

（2）婚育与生育：月经初潮较早、未婚、未孕、妊娠次数少、反复流产及使用促排卵药物等，可使卵巢癌危险性增加，因此，妊娠和哺乳可以在一定程度上降低卵巢癌的发病风险。

（3）控制环境污染：流行病学研究发现，比较发达、富裕、工业化程度较高的国家或地区卵巢癌的发病率较高，工业产生的各种物理和化学产物可能与卵巢癌的发病相关。

（4）合理营养膳食：有报道表明，肥胖、高胆固醇、低维生素饮食可能促进卵巢癌的发生。为了预防卵巢癌，平时要多吃低胆固醇、高钙及富含叶酸、胡萝卜素、维生素 C、维生素 E 的食物。瑞士的研究员发现，常吃富含叶酸食物的女性发生卵巢癌的概率要比很少吃含叶酸食物的女性降低74%，叶酸是一种水溶性维生素，富含于绿色蔬菜、新鲜水果及全谷类食物中。

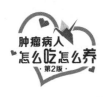

16. 子宫内膜癌的预防方法

（1）在医生指导下正确服用雌激素：长期使用外源性雌激素而无孕激素对抗者，长期服用他莫昔芬的乳腺癌患者，可增加子宫内膜癌的危险性。其危险程度与服用的剂量、时间及服用期间是否停服等因素有关。因此，需在医生指导下，正确服用雌激素药物，定期做妇科检查。

（2）控制体重，避免肥胖：肥胖女性体内的雌激素水平异常升高，尤其是绝经后女性肥胖者的子宫内膜癌患病率增加。

（3）控制糖尿病、高血压：糖尿病或糖耐量不正常者，患子宫内膜癌的危险性比正常人高 2.8 倍。高血压患子宫内膜癌的危险性是正常人群的 1.5 倍。

（4）定期查体：月经不调、初潮年龄较早或绝经延迟、未孕产、多囊卵巢综合征、分泌较高雌激素的卵巢肿瘤女性，患子宫内膜癌的概率较高，因此应坚持一年一次定期做 B 超检查，必要时进一步检查。

（5）对于久治不愈的子宫出血，特别是绝经后子宫出血，应提高警惕，到专科医院及时就医。

17. 宫颈癌的预防方法

（1）晚婚、晚育：20 岁以前结婚或发生性行为者，患宫颈癌的比例比其他妇女高 2 倍，18 岁以前结婚生育者则高 3 倍。

（2）防止不洁性交：性生活紊乱者危险性高 2 ~ 3 倍。

（3）治愈慢性妇科疾病：宫颈慢性炎症、白斑、滴虫和霉菌感染等都可能诱发宫颈癌。

（4）清除包垢：男性阴茎包皮过长容易积垢，刺激宫颈，因而必须每天清洗。

（5）定期检查：要定期进行妇科检查，尤其是 45 岁以上妇女，每 2～3 年应做 1 次妇科检查和宫颈刮片诊断，以便早期发现，尽早治愈。

18. 恶性淋巴瘤的预防方法

恶性淋巴瘤是淋巴结和（或）结外部位淋巴组织的免疫细胞肿瘤，来源于淋巴细胞或组织细胞的恶变，是一组可以治愈的实体肿瘤。根据病理、临床特点及预后转归等，淋巴瘤分为非霍奇金淋巴瘤和霍奇金淋巴瘤两类。恶性淋巴瘤的临床表现较为隐匿，不易察觉，目前对淋巴瘤缺乏有效的筛查手段，群众应提高防癌意识，早期发现，及时就诊。近年来，我国恶性淋巴瘤发病率明显上升，发病率为 6.91/100 000，每年新发病例约 5 万人，以 5% 速度递增，死亡约 2 万人，在恶性肿瘤排名中，男性已上升至第 9 位，女性上升至第 10 位，已迈入十大高发恶性肿瘤行列。临床上怀疑淋巴瘤时，应行淋巴结活检或受累组织/器官的穿刺或切取活检，以进行病理学检查，明确病理诊断。

（1）增强自身保健意识：现今社会生活节奏快，生活压力大，人们可能会通过暴饮暴食、熬夜、吸烟、饮酒等方式宣泄内心的负面情绪，这些都会导致体内酸性物质积聚，诱发恶性淋巴瘤。所以要养成规律的作息，调整饮食结构，合理膳食，忌肥腻、煎炸、霉变、腌制食物，适当加强锻炼，提高自身免疫力。

（2）《黄帝内经》言"精神内守，病安从来"是指情绪乐观、内心平静，有利于情志调畅，阴阳协调，脏腑相宜，气血和顺，这样就不会生病了，提示心理健康的重要性。平日要注重调节情绪，可以通过爬山、慢跑等锻炼的方式排解压力。

（3）远离病毒、有毒的化学物质、放射线：淋巴瘤的病因至今尚未完全阐明，其发生、发展涉及遗传、病毒及其他病原体感染、放射线、化学药物等理化因素及免疫状态等诸多方面。远离病毒、有毒的化学物质、放射线等可减少发病概率。

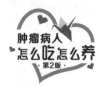
（4）自检自查：自查时应放松检查部位，平躺为佳，可以四指并拢轻触自己的颈部、腋下、腹股沟等淋巴结表浅的部位，触到硬疙瘩时很有可能是肿大的淋巴结。对于无痛肿大的淋巴结要尤其重视，以免耽误治疗。

（5）饮食：可以多食用具有抗癌效果的食物，如薏苡仁、白萝卜、山慈菇等。

19. 恶性骨肿瘤的预防方法

（1）早发现、早治疗：恶性骨肿瘤早期症状可能很轻微，不为人们所重视。骨或关节疼痛（包括脊椎疼痛）夜间加重，肿胀或肿块及肢体功能障碍被认为是骨癌的三大主要征兆。此外，骨或关节局部皮肤出现紧张、发亮、红肿、皮温升高、血管扩张、表浅静脉怒张等症状，也要提高警惕。特别是青少年或中老年人应特别注意，及时到医院进一步检查与治疗，以免延误病情。

（2）注意生活习惯及生活环境，加强预防：①避免外伤。部分病例发病考虑与外伤史有关，特别是青少年发育期的长骨骺部，应尽量避免创伤。②减少和避免放射性辐射。X线、镭、锶、放射性同位素等电离辐射，可以通过体内或体外进行放射，会诱使骨癌发生，尤其在青少年骨骼发育时期。③避免机体与化学致癌物接触。日常生活中，环境污染、农药、染料、煤焦油、沥青等，以及烷化剂、甲醛、亚硝胺及亚硝酰胺类金属和类金属等都可能与骨癌发生有关。

（3）合理营养膳食：避免食用含有致癌物的食物如含亚硝酸盐类强烈致癌物的蔬菜，发霉食物，腌制、烟熏、火烤、油煎食物；忌辛辣刺激性食物和肥腻食物，忌烟、酒；摄取含有丰富的蛋白质、氨基酸、高维生素、高营养食物；多食用有利于毒物排泄和解毒的食物，如薏苡仁、绿豆、赤小豆、冬瓜等。

（4）适度锻炼，增强体质：提高对疾病的抵抗力，增强免疫功能，预防病毒感染。

20. 恶性黑色素瘤的预防方法

恶性黑色素瘤的发生是由于黑色素细胞失控且大量繁殖形成的恶性肿瘤，是最致命性的一种皮肤癌。其发病率低，易在早期形成时即发生转移，且恶性程度高，故死亡率高，做到早期诊断、早期治疗很重要。

（1）恶性黑色素瘤的病因：现临床上并无确定因素，但一些研究资料显示与基因及环境的共同因素有关，所有有黑色素瘤家族史的人群及接受强的间断日晒的人群应多加注意。避免长期高强度日光照射，做好防晒是减少恶性黑色素瘤产生的有效手段。

（2）黑色素瘤患者皮损时间为 18～38 个月，以棕褐色、黑色为多见，持续时间较长，斑疹、菌斑形态可经几个月或几年而无明显变化，易被患者忽视。随着病情进展，病变可隆起、局部糜烂或破溃。自检自查时可注意皮肤上已经存在或新出现的皮疹，是否对称、边界是否规则、颜色深浅、直径大小、是否隆起等，来判断皮疹的良、恶性。形状规则、对称、色深、直径小、不隆起的皮损恶变率低，反之，则恶变可能性大。

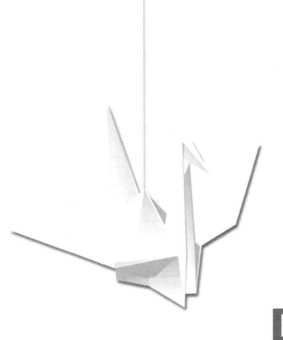

Part 7

中药治疗，标本兼治显奇效

1. 中药治疗的用药原则及注意事项

中医认为，肿瘤伴随的并发症往往与肿瘤本身或治疗相关，对于较轻的病症，中医治疗能够达到标本兼治的效果，把中医防病思想用于肿瘤并发症"未病先防"及"既病防变"是中医治疗的重要方面。值得注意的是，若病情严重，建议立即到医院就诊。

很多肿瘤患者在传统抗肿瘤治疗（化疗、放疗、手术等）同时或间歇期会选择中药调理，但患者在中药治疗过程中，必须注意以下几点。

（1）注意药物适应证及禁忌证：同西药一样，每一种中药也有自身特定的治疗疾病范围。一般情况下，比较轻度的症状如骨髓抑制、癌痛、腹水等，往往通过中药治疗能够得到缓解，且价格低廉、获取途径方便、安全有效；但起病危重情况下，建议自行科学急救处理后，尽快送至医院就诊。

（2）注意汤剂与中成药毒性相加：作为绿色治疗方式，大多数中药及中成药的不良反应较小、安全性高，但是同众多西药一样，不排除具有同样器官毒性的几味药物毒性相加、累积的情况发生。因此，若选择长期口服某种或某些中药时，建议向医生咨询，以确保服药安全。

（3）注意中药治疗疗程及变换方剂：如白细胞减低、发热等病症，中药治疗一段时间后，症状或可缓解，此时是否需要继续治疗，建议咨询医生。一般情况下，若患者在化疗期间，可继续口服具有升白作用的中药以预防白细胞减低；若发热是由肿瘤引起（肿瘤相关性发热），则建议持续口服中药一段时间后密切观察。较长时间（一般1～3个月）口服同一方剂中药后，也同样建议去医生处复诊，咨询是否需要停药或更换其他方剂，以减少药物不良反应。

（4）注意中药的煎药要点及服药期间忌口：在煎制过程中，方法和火候的掌握也很重要。现在很多医院中药房都会出具熬药说明，可依法煎制，或咨询医生是否有特殊注意事项。抗肿瘤中药要求空腹服用，以减少药物在胃中停留时间来缓解对胃黏膜产生的过强刺激反应。服药期间，避免生冷、辛辣饮食。在遵医嘱情况下，可与具有相同治疗指征的西药同服。

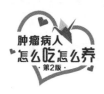

2. 中药的煎煮方法

（1）煎药器具：首选陶瓷器皿中的砂锅、砂罐，其次可用搪瓷或不锈钢器皿；忌用铁、铜、铝等金属器皿。

（2）煎药用水：可做饮用的水都可以用来煎煮中药；中药入煎前先用冷水浸泡30分钟，用水量一般以浸过药面1～2厘米为宜。

（3）煎药时间及次数：一般先大火煮沸后再小火煎30分钟，期间要搅拌药料2～3次，倒出药汁；药渣加热水再重复煎煮1遍，倒出药汁；每贴中药煎煮2遍即可。将两次药汁合并，小火浓缩至200～300毫升，分次服用。

（4）特殊药物的煎煮方法：解表药、清热药、芳香类药物不宜久煎，大火煮沸后小火维持10～15分钟；矿物药、骨角类、贝壳类、甲壳类及滋补药宜小火久煎，大火煮沸后小火慢煎40～60分钟。有些特殊药物需要长时间先煎，如蛇六谷、生牡蛎等需要先煎2小时，可以将多剂中药中的蛇六谷等药物合并一起煎煮，密封置冰箱中冷藏保存，以后煎药时按需要分次加入。

（5）服药方法：每日1剂，抗癌类中药宜饭前空腹服用，以减少与胃黏膜接触的时间，避免损伤胃黏膜，建议每日2次（上午10：00—11：00，下午4：00—5：00），每次100～200毫升；补益药于饭后或两餐之间服为宜；中药多宜温服，但治疗胃出血止血药则宜凉服。颗粒剂：建议将颗粒剂倒入中药汤剂中，趁热融化或再煮一滚后服用，或与中药一起煎煮。中成药（片剂或丸药等）可随汤剂一起服用，建议用汤剂送服；中成药中的颗粒剂服用方法同颗粒剂。

3. 常见肿瘤并发症的中医治疗

（1）白细胞减少：化疗是现代医学对恶性肿瘤治疗的主要手段之一，

其在抑制或杀伤肿瘤细胞的同时也会杀伤正常机体细胞，最常见的毒副作用之一是骨髓抑制，可造成白细胞数量减少，抗病能力降低，致使患者易感染，并影响化疗的完成。从中医角度考虑，化疗药作为邪毒侵害机体，致使气血脏腑损伤，尤其是肾精受损、脾胃失调。对于Ⅰ度粒细胞减少（白细胞总数低于 4×10^9/L），原则上可选择口服升白药物或中医方法，目前以益气养血、健脾和胃、补益肝肾为治疗化疗后白细胞减少症的常用大法。

家庭用药可取黄芪、党参、白术、熟地黄等煎服，或取黄芪口服液、刺五加冲剂、八珍颗粒剂等中成药服用。

可选择的食疗方如下。

【人参莲子白木耳羹】

原料：生晒参 3～9 克，莲子 30 克，白木耳 30 克，冰糖适量。

做法：煎锅中放适量水，下入生晒参（从 3 克开始逐步增加）、莲子、白木耳，小火炖 1 小时左右，最后用冰糖调味即可，每日 1 次，连服 7 天。

【西洋参红枣冰糖饮】

原料：西洋参 3～12 克，红枣 30 克，冰糖 30 克。

做法：煎锅中放适量水，下入西洋参（从 3 克开始逐步增加）、红枣、冰糖，小火炖 1 小时左右即可，置冷后代茶或冲茶饮，每日 1 剂，连服 7 天。

（2）血小板下降：随着粒细胞或粒-巨细胞集落刺激因子的广泛应用，中性粒细胞减少得到了有效控制，而卡铂、吉西他滨等药物引起较明显的血小板减少症目前尚无令人满意的治疗方法。西医治疗以输注血小板为标准治疗，但因保存时间短、供血来源缺乏、花费较高，并且可能发生血源性感染、输血反应及血小板抗体等，临床应用受到限制；白细胞介素-11、血小板生成素虽有较好疗效，但因不良反应大、价格昂贵等原因还不能被广泛用于临床。因此，中医药在防治化疗不良反应方面发挥着重要作用。

除常规对症治疗外，每天服用升血小板方（党参、白术、云苓、生黄芪、鸡血藤、骨碎补、枸杞子、藕节、花生衣、大枣等），连服 2 周可显著升高化疗后血小板最低值和化疗第 21 天血小板值。

可选择的食疗方如下。

【冬虫夏草炖甲鱼】

原料：甲鱼 500 克，冬虫夏草 12 克，盐、味精适量。

做法：砂锅中放适量水，下入甲鱼、冬虫夏草，小火炖 2 小时左右，最后用盐和味精调味即可，分次服用，以患者舒适为度。

【核桃仁蜜枣点心】

原料：核桃仁30克，蜜枣5枚。

做法：将上述原料置锅中蒸30分钟即可食用，连服7天。

中医药治疗可防治化疗后血小板减少症，能有效地提升血小板水平，并改善患者头晕、乏力、纳差等临床症状，有助于提高患者的生活质量。同时对合并有白细胞和（或）血红蛋白下降的患者也有一定帮助。

（3）贫血：肿瘤相关性贫血（cancer related anemia，CRA），是指由于肿瘤本身或者抗肿瘤治疗（如放疗、化疗）过程中引起的一类贫血，是恶性肿瘤常见的并发症，临床上发病率比较高，造成 CRA 的原因是多方面的。化疗过程中患者食欲减退导致营养物质铁、叶酸、B族维生素缺乏，感染、微血管病变、化疗导致肾损伤、失血、组织细胞被肿瘤浸润等均是常见原因。贫血引起的神疲乏力、头晕耳鸣、失眠健忘等症状严重影响着肿瘤患者的生活质量，降低了临床疗效，影响了患者的预后。研究表明，贫血在肿瘤细胞缺氧、肿瘤新生血管生成和肿瘤转移趋势之间起着主要的、复杂的作用，贫血使血携氧能力下降，缺氧能直接影响抗肿瘤药物的作用机制，降低放疗敏感性，诱导多种生长因子及基质降解酶的表达，加速肿瘤细胞的浸润和转移。

中医药治疗贫血在中医中属于"虚劳""虚损""血虚"等范畴，中医认为脾肾亏虚、气血两亏是 CRA 的根本病机。临床上研发了一些有效的中成药制剂和口服汤药用于治疗 CRA。

【贞芪扶正颗粒】贞芪扶正颗粒为女贞子、黄芪等中药组成的复方褐色提取物，可用于肿瘤患者手术、放疗、化疗的辅助治疗，可促进人体免疫功能的恢复，提高远期疗效。

【健脾益肾颗粒】健脾益肾颗粒由党参、白术、枸杞子、女贞子、补骨脂（盐炙）、菟丝子组成。既补先天，又补后天，补而不滞、温而不燥。经过临床证实，该方在减轻乏力、心慌、恶心、呕吐等症状，减轻化疗药物的毒副作用，保护骨髓造血干细胞，提高机体免疫力，抑制肿瘤细胞增生转移，提高患者生存质量，延长生存期等方面均有良好作用。

【复方阿胶浆】复方阿胶浆以血肉有情之品阿胶为君，滋阴补血，臣药人参大补元气，培补后天之本，熟地黄滋阴补肾，补气兼有消导，补血并活血，补而不腻，以达健脾补肾、补气养血之效。阿胶的主要成分为蛋白质及水解产物氨基酸，并含有 27 种无机盐，服用后可迅速增加红细胞和血红蛋白含量，改善体内钙平衡，具有促进人体造血、免疫等功能。特别强调一下，阿胶本身含有丰富的铁元素和较高的动物蛋白，是一种极易被吸收的铁补充剂，服用阿胶可使机体内铁元素的摄入量增加，从而有效地控制缺铁性贫血。所以，阿胶对于贫血或缺铁性贫血的人群来说是最佳选择。

可选择的食疗方如下。

【冬虫夏草童子鸡汤】

原料：冬虫夏草 12 克，天麻 15 克，枸杞子 10 克，童子鸡 1 只，姜片、黄酒适量。

做法：把上述全部用料洗净放入锅内，放适量清水文火煮 2 小时，调味即可，随量饮用。

【冬虫夏草炖龟肉】

原料：冬虫夏草 30 克，乌龟 250 克，西洋参 10 克，盐、味精适量。

做法：先将乌龟放入一小盆内，加热水（约 40 ℃），使其自行排尽屎尿。然后去掉龟头、足，剁开龟壳，除去内脏，用清水洗 2～3 次。炖锅中放适量水，将冬虫夏草、乌龟、西洋参一起放入锅内，小火炖 2 小时左右，最后用盐和味精调味即可，分次服用，以患者舒适为度。民间有龟肉不宜与酒、果、瓜、猪肉、苋菜同食之说，仅供参考。

另外，胡萝卜猪肝汤、枸杞羊肝汤、猪肝面等都是不错的选择，可供参考。

（4）便溏/腹泻：便溏，指大便不成形，形似溏泥，多见于脾虚者。表现为大便时溏时泻，迁延反复，顽固不化，饮食减少，食后脘闷不舒，稍进油腻食物则大便次数明显增加，面色萎黄，神疲倦怠，舌淡苔白，脉细弱。脾胃是人体纳运食物及化生气血最重要的脏腑，对恶性肿瘤患者来说，食疗亦不可缺少，但必须根据患者的体质和病情来选择饮食，即所谓"辨证施食"。若自我调理后腹泻无缓解，或出现严重腹泻（每日腹泻次数超过 4 次），应尽快前往医院诊治。

可选择的食疗方如下。

【茯苓粉粥】

原料：茯苓细粉 30 克，粳米 30 克，红枣 7 枚。

做法：将上述原料加水做成粥，每日 1～2 次，可作为早、晚餐食用。

【薯蓣汤】

原料：淮山药 30 克，茯苓 15 克，神曲 10 克，红糖 10 克。

做法：将上述原料水煎顿服，每日 1 剂。

【黄芪山药莲子粥】

原料：黄芪 100 克，山药 100 克，芡实 100 克，莲子肉（去心）100 克。

做法：将上述原料洗净煮粥，可作为早、晚餐食用。

（5）便秘：肿瘤患者之所以发生便秘，与癌症本身的特点有很多关联。使用化学治疗药物，对消化道黏膜有直接的刺激作用，患者容易出现脾胃气机升降失调、湿邪内生的症状，如恶心、呕吐、便秘等。总之，癌症患者便秘多以虚为本，病程中虚实夹杂，导致便秘反复难愈。尤其是晚期癌症，长期服用吗啡类制剂，便秘更是常见症状。

中医治疗便秘可采用适量番泻叶代茶饮，或大黄颗粒剂、火麻仁、麻仁丸等适量口服，具体剂量因人而异，根据自己的情况调整。应注意，剂量最好循序渐进，以免剂量过大造成腹痛、腹泻等，适得其反。

近年来，中医外治法因其疗效显著、无毒副作用，已成为各医家研究的重点。家庭操作可采用按摩疗法，即按摩天枢穴（脐旁 2 横指），每日 1～2 次，每次 10 分钟。热秘加按曲池穴，气秘加按中脘穴，虚秘加按足三里穴，冷秘加按关元穴。

可选择的食疗方如下。

【香蕉粥】

原料：香蕉 150 克，粳米 50 克，水适量。

做法：把洗净的粳米倒入锅内，熬为稀粥后将香蕉去皮切为薄片放入锅内，烧开即可食用。

功效：具有清热润肠之功效，适用于热秘。

【五仁粳米粥】

原料：黑芝麻、松子仁、柏子仁、胡桃仁、甜杏仁各 10 克，粳米 100 克，白糖适量。

做法：取黑芝麻、松子仁、柏子仁、胡桃仁、甜杏仁与粳米共碾碎，加水煮粥。服用时加少许白糖，每日早、晚服用。

功效：适用于气血两虚引起的便秘。

【菠菜芝麻粥】

原料：粳米 100 克，菠菜 200 克，芝麻 50 克，水、盐、味精适量。

做法：先把洗净的粳米倒入锅内，熬为稀粥后放入菠菜，煮沸后再放入芝麻、盐、味精即可。

功效：空腹服用能润燥通便，养血止血。

此外，对通便有帮助的饮食习惯有以下几点：①多渣饮食，即含膳食纤维量多的食物。膳食纤维在肠道内不能被消化吸收，但可吸收大量水分使大便容量显著增加，从而刺激肠道蠕动，将粪便向下推送，引起便意，帮助排便。多渣食物有芹菜、韭菜、豆芽、竹笋、大白菜、卷心菜、红薯等。②多喝水。膳食纤维水解和膨胀需要水分，凉开水有刺激结肠蠕动的作用，每日定时如厕前 10 ~ 20 分钟喝一大杯凉开水，可引起便意。③适当增加脂肪摄入量。④少食辛香类及刺激性食品。⑤浓茶及苹果等含鞣酸较多，有收敛作用，可致便秘，尽量不食。⑥可食蜂蜜、香蕉等，有通便作用。

（6）手足干裂：多见于恶性肿瘤患者采用分子靶向药物治疗时服用索拉菲尼（多吉美）引起的手足反应，表现为皮疹、湿疹、指（趾）甲损伤和手足干裂。中医对皲裂早有记载，明代《外科启玄》中就把这种手足部皮肤弹力消失或减弱所致的皲裂定名为"皴裂疮"。

如果裂隙比较深，流血并且疼痛剧烈，舌淡，苔薄白，脉细数，则可用当归、何首乌各 15 克，熟地 30 克，白芍 10 克等水煎服，一日分 2 次饮用。

除了药物治疗以外，值得一提的是食疗法。俗话说"药补不如食补，食疗胜似药疗"，用食疗方法治疗皴裂疮行之有效且易于坚持。

可选择的食疗方如下。

【当归羊肉粥】

原料：当归 15 克，羊肉 50 ~ 100 克，粳米 30 ~ 50 克。

做法：将上述原料煮烂成粥食之，每日 1 次或隔日 1 次，入冬时连服10 次。

对于手足皴裂疮，还应以濡润为治疗关键，外治法在皴裂疮的治疗中占了很大比例。下面介绍几种外治法：①红花、松香、黄蜡各 5 克，白及 4 克，凡士林 100 克，制成软膏外涂患处，每日 3 次。②白及 15 克，白蔹 15 克，冰片 1 克，分别碾细和匀，用香油调敷患处。③地骨皮、白鲜皮各 30 克，王不留行 15 克，明矾 10 克，水煎取汁，泡洗患处，每日 2 次，每次10 ~ 15 分钟。泡洗后用小刀将皴裂处泡软的厚硬皮小心地削薄。

（7）皮疹：皮肤不适是表皮生长因子受体抑制剂最常见的不良反应，其中皮疹的发生率高达75%，不仅会给患者带来身心不适，生活质量下降，而且还会干扰肿瘤的最佳给药方法，对此目前尚无有效的治疗方法。中医药在皮肤病治疗中有其独特的优势。

用药多以清热凉血、解毒利湿为主，常用的中药有紫草、蝉衣、板蓝根、土茯苓、苦参、银花、黄芩等。

可选择的食疗方如下。

【绿茶山楂饮】

原料：绿茶2克，生山楂25克。

做法：先将生山楂加水400毫升，煮沸10分钟，冲入绿茶，分3次温饮，加开水复泡续饮，每日1剂。

【茶叶黄柏湿敷剂】

原料：茶叶、黄柏各50克。

做法：先将黄柏加水适量煎沸15分钟之后，把药汁倒入加绿茶的碗中，置冷。可用纱布包绿茶湿敷患处，每日3次。

【绿茶甘草饮】

原料：绿茶1克，生甘草5克。

做法：先将甘草加水500毫升煎沸5分钟，加绿茶，分3次，温饮，每日1剂。

【金银花枇杷饮】

原料：鲜金银花10克（或干品5克），鲜枇杷4个。

做法：先将金银花加水300毫升煎沸1分钟，枇杷洗净，切开去核，捣烂，用金银花水冲泡。代茶频饮。

功效：具疏风散热止痒之效。

（8）痤疮：痤疮也是恶性肿瘤患者服用索拉菲尼等分子靶向药物治疗引起的反应之一，主要发生于面部及胸背处，表现为黑头粉刺、炎性丘疹、继发性脓疱或结节、囊肿等，属于中医"肺风粉刺"范畴。

中医学对痤疮早有论述，治疗方法也是根据个人的症状、皮损表现不同来辨证论治，所以往往会收到西医意想不到的奇效。中医将本类痤疮分为以下2型。①肺经蕴热：主要表现为粉刺初起，红肿疼痛，面部瘙痒，可有口干、小便黄、大便干燥、舌红苔黄。治疗以清肺凉血为主，常用药物有枇杷叶、桑白皮、知母、黄芩、金银花、赤芍、生地、生石膏、生甘草等。②脾胃湿热：主要表现为粉刺此起彼伏，连绵不断，可以挤出黄白色碎米粒样脂栓，或有脓液，颜面出油光亮，伴口臭、口苦，食欲时好时坏，大便黏滞不爽，舌红苔黄腻。治疗以清利湿热为主，常用药物有黄连、黄芩、白术、厚朴、白花蛇舌草、茵陈、生甘草等。

针灸对于痤疮有独特疗效。一般多选用肺经、脾经和胃经的穴位，如肺俞、合谷、曲池、血海、足三里、迎香、人中、长强等。用泻法，留针 20 分钟，左、右交替，10 天为 1 个疗程。另外，也可以选用内分泌、肾上腺、皮质下等耳穴疗法，效果也不错。

可选择的食疗方如下。

【绿豆薏苡仁汤】

原料：绿豆、薏苡仁各 25 克，山楂 20 克。

做法：将上述原料洗净后加清水 500 毫升，煮沸 15 分钟即可，当茶饮。

功效：适用于油性皮肤。

【白梨芹菜汁】

原料：白梨 150 克，芹菜 100 克，西红柿 100 克，柠檬半个。

做法：将上述原料洗净后一同放入果汁机中搅拌成汁，每日饮用 1 次。

功效：有清热祛火之功效。

【淡盐汤冷服】

原料：食盐 45 克，清水 500 毫升。

做法：将食盐放清水中煮沸置冷即可，每日晨起空腹饮之。连续 7 天后休 3 天，再重复。

4. 治疗肿瘤及并发症，老中医向您推荐中成药

目前临床上使用的中成药基本上可以分为 3 类：清热解毒类、软坚散结类和扶正培本类。

（1）清热解毒类

【西（犀）黄丸】

药物成分：牛黄、麝香、乳香、没药。

功能主治：清热解毒，和营消肿。

临床推荐：适用于瘀热互结的患者，多见口干欲饮、舌红苔黄、便秘等症状。平素脾胃虚寒（喜热食、热饮）或有出血倾向者应禁用。

【八宝丹胶囊】

药物成分：天然牛黄、天然麝香、羚羊角、蛇胆等。

功能主治：清利湿热，活血解毒，退黄止痛。

临床推荐：适用于湿热蕴结或湿热下注所致肝癌、胆囊癌、胰腺癌等，以及各种癌性疼痛。

【抗癌平丸】

药物成分：珍珠菜、半枝莲、白花蛇舌草、蟾酥等。

功能主治：清热解毒，消肿止痛。

临床推荐：半枝莲、白花蛇舌草、蟾酥等都为寒凉药，可清热解毒。临床应选择热毒壅盛者，见于口干、怕热易汗出、舌红苔黄等证。

【复方苦参注射液】

药物成分：苦参、土茯苓。

功能主治：清热利湿，凉血解毒，散结止痛。

临床推荐：苦参、土茯苓均为清热燥湿之药，临床应选择湿热型患者，证见食欲缺乏、舌苔厚腻、大便黏滞不易解出者。消化道肿瘤多见此证。

【博尔宁胶囊】

药物成分：黄芪、山慈菇、重楼、僵蚕、大黄等。

功能主治：扶正祛邪，益气活血，软坚散结，消肿止痛。

临床推荐：方中黄芪温补；慈菇、重楼寒凉；大黄苦寒；僵蚕辛平。因此，本方属攻补兼施、药性平和之品。

【紫龙金片】

药物组成：黄芪、当归、白英、龙葵。

功能主治：益气养血，清热解毒，理气化瘀。

临床推荐：方中黄芪、当归补气益血；白英、龙葵清热利湿，解毒消肿。因此，临床应选择气虚挟湿热患者，证见乏力、神疲、纳差等。

【威麦宁胶囊】

药物成分：云南野生植物金荞麦。

功能主治：祛邪扶正，清热解毒，活血化瘀。

临床推荐：药用部位为金荞麦的根茎，药性微温，经现代研究发现，其有抗癌功效。

（2）软坚散结类

【消癌平片】

药物成分：乌骨藤。

功能主治：抗癌，消炎，平喘。

临床推荐：乌骨藤味微辛、涩，性温。功效为祛风湿、通经活血、止血，用于风湿痹痛、月经不调、跌打损伤、骨折、外伤出血。因此，消癌平片采用的是其提取物，可按说明书执行。

【平消胶囊】

药物成分：郁金、仙鹤草、五灵脂、白矾、硝石、干漆（制）、枳壳（麦麸）、马钱子粉。

功能主治：活血化瘀，止痛散结，清热解毒。

临床推荐：方中除枳壳外诸药均为活血化瘀类，而且白矾、硝石为矿石类药物，干漆、马钱子有小毒，在中药分类中均属下品。因此，本方选择患者应为瘀证明显者，证见面色黧黑、舌质紫黯或舌下静脉曲张。此方不宜长期应用。

【金龙胶囊】

药物成分：鲜守宫、鲜金钱白花蛇、鲜蕲蛇等。

功能主治：破瘀散结，解郁通络。

临床推荐：右胁肋疼痛难忍、口干不欲饮者。

【华蟾素片】

药物成分：干蟾蜍皮提取物。

功能主治：清热解毒，消肿止痛，软坚散结。

临床推荐：蟾皮药性辛、凉，因此，临床上应用于瘀热互结患者。如肝癌或胰腺癌患者多见腹胀、疼痛、大便不畅等症状，尤其适合应用本药。

【槐耳颗粒】

药物成分：槐耳菌质。

功能主治：扶正活血。

临床推荐：槐耳药性苦辛、平，无毒。古人用于治疗痔疮、便血、脱肛、崩漏，可用于肝癌或胰腺癌等患者。

【艾迪注射液】

药物成分：斑蝥、人参、黄芪、刺五加。

功能主治：化瘀散结。

临床推荐：攻补兼施。人参、黄芪补气，斑蝥、刺五加活血，适用于气滞血瘀患者。证见胸胁胀闷，走窜疼痛，急躁易怒，胁下痞块，刺痛拒按，妇女可见月经闭止，或痛经，经色紫黯有块，舌质紫黯或见瘀斑，脉涩。

（3）扶正培本类

【参麦注射液】

药物成分：红参、麦冬。

功能主治：益气固脱，养阴生津，生脉。用于气虚证肿瘤的辅助治疗。

临床建议：气阴两虚。红参药性较热，温补作用较强，应用于虚证较明显的患者。证见乏力，气短，易出汗，动则加重，大便秘结，腰膝酸软，舌淡或舌红黯，舌边有齿痕，苔薄白少津，或少苔。

【生血丸】

药物成分：鹿茸、黄柏、白术、山药、白扁豆、紫河车等。

功能主治：补肾健脾，填精补髓。

临床推荐：方中的鹿茸、紫河车都属于温补药，药性偏热，因此适用于脾肾阳虚患者。证见怕冷，食欲差，完谷不化，腰酸腿软，舌淡脉沉等。口干舌燥、舌红者应慎用。

【参芪扶正注射液】

药物成分：党参、黄芪。

功能主治：益气扶正。用于气虚证肿瘤的辅助治疗。

临床推荐：气虚证明显的患者。证见身体虚弱，面色苍白，呼吸短促，四肢乏力，头晕，动则汗出，语声低微等。

【参一胶囊】

药物成分：人参皂苷 Rg3。

功能主治：培元固本，补益气血。

临床推荐：与参芪扶正大致相当。

【百令胶囊】

药物成分：发酵虫草菌粉，主要由虫草酸/甘露醇/甾体及 19 种氨基酸组成。

功能主治：补肺肾，益精气。

临床推荐：冬虫夏草有滋肺阴、补肾阳的作用，通常作为滋肺补肾、保肺、止痨嗽等调补的食品。可用于咳嗽、乏力、腰膝酸软患者。

【康莱特注射液（胶囊）】

药物成分：薏苡仁油。

功能主治：健脾渗湿。

临床推荐：薏苡仁的功效是健脾渗湿止泻，其药性温和，无明显禁忌，适用于各种肿瘤。

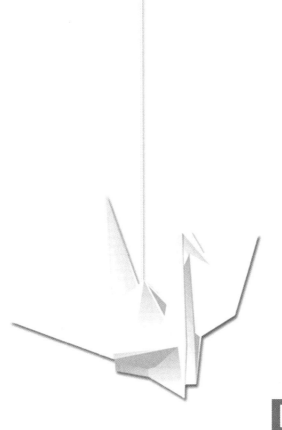

Part 8

西药治疗，见效快但要科学用

1. 西药治疗应遵循的原则

我国约 80% 患者发现恶性肿瘤时已是中晚期，而造成患者痛苦、致残、致死的最主要原因是肿瘤并发症。肿瘤并发症的基本内容是恶性肿瘤在发生、发展过程中直接或间接引起，由于手术、放疗、化疗（包括诊断）等导致的医源性问题。由此及彼而形成的因果关系，可谓"城门失火，殃及池鱼"。对某些并发症是否发现及时、处理得当，决定着肿瘤能否治愈或争取到进一步治疗而得到长期生存的机会。

（1）并发症的诊断及鉴别诊断：与中医四诊发现肿瘤并发症先兆不同，现代医学为肿瘤并发症的检查提供了微观的定量依据，但无法囊括诸多的严重并发症，更无法解决并发症的"先兆"。有时候还需要与许多其他可能引起相似症状的病因进行鉴别诊断。诊断不明的情况下，若贸然采用西药治疗，可能会有严重的不良反应，甚至促使病情恶化。

（2）西药治疗的目标及适应证：进展期恶性肿瘤患者预期寿命有限，治疗目标在于缓解症状，维持重要生命器官的功能正常，使患者的生活质量有所改善。如果肿瘤急症系肿瘤本身所致，应以治疗原发病为主，同时防止并发症及持续性功能紊乱；而对终末期患者，支持治疗和镇痛即是最佳选择。一般来讲，较重度的并发症采用西药治疗，往往起效较快、效果明显。应用西药治疗更要严格把握药物的适应证，严格按照药物说明书中的剂量及其使用方法进行处理。

（3）中西医结合治疗肿瘤并发症：应用中西两套方法治疗并发症常可提高疗效。例如，应用抗生素后仍然高热不退者，应用犀角地黄汤或清开灵可协助降温；用萘普生、消炎痛治疗癌性发热可致大汗淋漓，服用五味子、浮小麦等益气固表中药可止汗防虚脱；阿霉素等蒽环类化疗药常引起心前区不适及心电图异常，口服中药生脉饮常可纠正这种现象。

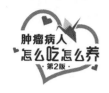

2. 西医治疗，专家为您答疑解惑

（1）骨髓抑制：骨髓抑制是多数化疗药的常见毒性反应，大多数化疗药均可引起不同程度的骨髓抑制，使周围血细胞数量减少。血细胞由多种成分组成，包括白细胞、红细胞、血小板，每一种成分都对人体起着不可缺少的作用。任何一种成分的减少都可使机体产生相应的不良反应，如容易感染、贫血、缺氧、出血等。

骨髓抑制通常发生在化疗后。因粒细胞平均生存时间最短，为 6～8 小时，因此骨髓抑制常最先表现为白细胞下降；血小板平均生存时间为 5～7 天，其下降出现较晚较轻；而红细胞平均生存时间为 120 天，受化疗影响较小，下降通常不明显。多数化疗药物所致的骨髓抑制，通常见于化疗后 1～3 周，持续 2～4 周逐渐恢复，并以白细胞下降为主，可伴有血小板下降，少数药如吉西他滨、卡铂、丝裂霉素等则以血小板下降为主。因此，为监测骨髓抑制发生，化疗期间应定期查血常规，特别是白细胞计数，每周 1～2 次，如明显减少则应隔日查 1 次，直至恢复正常。

一旦发现骨髓抑制，也不需要惊慌，只要科学治疗及护理，一般情况下，若无严重并发症，下降的血细胞均会较快恢复。

1）粒细胞减少：关于这一症状，我们可以从下面几个问题中得到了解。

a. 粒细胞减少的表现及风险有哪些？

患者自觉症状不多，常以疲乏、头晕为最常见，此外，还可能有食欲减退、四肢酸软、失眠多梦、低热、畏寒、腰酸、心慌等症。白细胞低最大的风险是导致机体抵抗力低下，容易发生感染，如不洁饮食可能导致严重的感染性腹泻，甚至会有生命危险。

b. 目前主要的治疗手段有哪些？

可使用粒细胞或粒－单细胞集落刺激因子，口服升白细胞药物如利血生、鲨肝醇等。但对于 4 度以上的粒细胞缺乏症患者，应按急诊立即住院抢救，否则会危及生命，应给无菌隔离以控制感染、血白细胞成分输注对症处理。

c. 怎样护理粒细胞减少的肿瘤患者？

化疗期间应避免过度劳累，注意气候的变化，及时增减衣被，清洁饮食，注意个人卫生，减少各种感染的机会。

每周至少复查1~2次血常规，若有异常，及时处理。对于白细胞下降达1×10^9/L以下的患者应及时采取保护性隔离，包括让患者独处一间病房，定时紫外线消毒，定时通风，有条件者可运用空气净化器，减少探视次数，保持患者体表、床褥、衣裤干净整洁。陪护家属应注意更换干净衣、裤、鞋，并佩戴口罩，若存在呼吸道感染则应避免与患者接触。

d. 是否所有情况下，都需要升白细胞药物治疗？

对于3度、4度粒细胞减少，必须使用粒细胞或粒 - 单细胞集落刺激因子。对于1度粒细胞减少，原则上可以不用，可选择口服升白细胞药物或中医方法。对于2度粒细胞减少，如果化疗后很快出现2度粒细胞减少（2周以内），尤其是患者有3度以上粒细胞减少病史，最好使用；如果患者是在化疗2周以后出现2度粒细胞减少，而此前又没有3度以上粒细胞减少的历史，则可以密切观察，暂时不用。

2）血小板减少：关于这一症状，我们可以从以下几个问题来了解。

a. 血小板减少有哪些风险？

血小板的功能主要是促进止血和加速凝血，同时还有维护毛细血管壁完整性，吞噬病毒、细菌和其他颗粒物的功能。因此，血小板有可能与皮肤、黏膜和白细胞一样是构成机体对抗病毒的一道防线。

血小板减少最大的风险是容易引起出血。由于血小板数值低，止血功能差，故可发生皮肤黏膜紫癜，甚至大片瘀斑和血肿。鼻、齿龈、口腔出血常见。胃肠道及泌尿道出血也并不少见，严重时可造成颅内出血。

b. 血小板减少应该怎么治疗？

低危患者：血小板在5万个以上，可以暂不行治疗，给予临床观察。

中危患者：血小板在3万~5万个，且出血症状不明显的患者也可以暂不行治疗，临床观察。

危重患者：血小板低于3万个或有明显出血倾向者，无论血小板减少程度如何，都应该积极地治疗。

重组人促血小板生成素（thermoplastic polyolefin，TPO）的应用：TPO为特异性的巨核细胞生长因子，作用于血小板生成阶段的多个环节，能够减

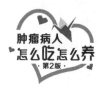

少单采血小板的输入量和缩短血小板降低持续的时间。其不足之处是起效较慢，通常需要连续使用 5 天以后才有效果，故在有 4 度血小板减少历史的患者中预防性使用，其效果可能会更好。

单采血小板的使用：输注单采血小板能迅速提升血小板数量，从而防止在血小板最低阶段出血的发生。如果患者有 3 度血小板减少而且有出血倾向，则应输注单采血小板；如果患者为 4 度血小板减少，无论有无出血倾向，均应使用。但是，外源性血小板的寿命通常仅能维持 72 小时左右，而且反复输入后患者体内会产生抗体。

c. 血小板减少应如何护理？

对于血小板减少的患者，护理与药物同等重要，应注意以下问题：①减少活动，避免磕碰等，防止受伤，必要时绝对卧床。②避免增加腹压的动作，注意通便和镇咳。③减少黏膜损伤的机会，如进软食、禁止掏鼻挖耳等行为，禁止用硬质毛刷刷牙，用漱口水等口腔护理代替。④鼻出血的处理。如果是前鼻腔，可采取压迫止血；如果是后鼻腔，则需要请耳鼻喉科会诊，进行填塞。⑤颅内出血的观察，注意患者神志、感觉和运动的变化及呼吸节律的改变。

（2）癌性疼痛

a. 癌性疼痛有哪些原因？

①肿瘤直接引起的疼痛，约占 88%；②癌症治疗引起的疼痛，约占 11%；③肿瘤间接引起的疼痛，约占 1%。也有少数肿瘤患者可出现与肿瘤无关的疼痛，如同时患有椎间盘突出症而引起的腰腿痛，就是非癌症性疼痛。所以，疼痛的原因必须明确。

b. 癌性疼痛药物治疗的原则有哪些？

①尽量口服给药，便于长期用药，可以减少依赖性和成瘾性；②有规律地按时给药，而不是出现疼痛时再给药；③按阶梯给药，根据 WHO 推荐的癌性疼痛"三阶梯疗法"；④用药应该个体化；⑤注意使用抗焦虑、抗抑郁和激素等辅助药物，可提高镇痛的治疗效果。

c. 癌性疼痛药物治疗的"三阶梯疗法"是什么？

第一阶梯——非阿片类镇痛药：用于轻度癌性疼痛患者，主要药物有阿司匹林、对乙酰氨基酚（扑热息痛）等，可酌情应用辅助药物。

第二阶梯——弱阿片类镇痛药：用于当非阿片类镇痛药不能满意镇痛时或中度癌性疼痛患者，主要药物有可待因，一般建议与第一阶梯药物合用。

因为两类药物作用机制不同，第一阶梯药物主要作用于外周神经系统，第二阶梯药物主要作用于中枢神经系统，二者合用可增强镇痛效果。根据需要也可以使用辅助药。

第三阶梯——强阿片类镇痛药：用于治疗中度或重度癌性疼痛，当第一阶梯药物和第二阶梯药物疗效差时使用，主要药物为吗啡，也可酌情应用辅助药物。

d. 癌痛治疗的意义是什么？

加强对肿瘤的防治，是防止出现癌性疼痛的根本办法。确切有效的镇痛可以明显改善患者的一般情况，使其顺利地完成临床放疗、化疗等抗肿瘤治疗计划。因此，癌痛治疗与肿瘤治疗同等重要，其不仅可增强肿瘤的治疗效果，还可提高患者的生活质量，延长生存期，在相对无痛的状态下有尊严地生活。很多癌痛患者惧怕"吗啡"，担心成瘾，殊不知越是贻误治疗，形成慢性癌痛后，就越是难以治疗，很难获得满意的镇痛效果。

e. 使用吗啡会成瘾吗？

肿瘤引起的疼痛困扰着大多数癌症患者，尤其是发生骨转移和晚期患者。癌症患者常有"镇痛药成瘾恐惧"，患者宁可强忍疼痛也不敢用药镇痛。

为什么会对成瘾有严重的误解呢？首先吗啡在很多人的观念里，就只是一种毒品，其次患者对药物的"生理依赖"和"精神依赖"概念混淆。吗啡连续使用一段时间后，可能会产生对药物的生理性依赖，突然停药或注射拮抗剂时将出现"戒断"现象，如寒战、关节痛、呕吐、腹部痉挛及腹泻等。

大多数人概念上的"成瘾"，是指精神依赖。这是一种反映心理异常的行为表现，患者不由自主和不择手段地渴望得到药物，目的是为了达到"欣快感"。然而，有研究资料表明，大多数癌痛患者从首次镇痛药物剂量开始以后需逐步增加，有1/3患者在治疗全过程中可维持剂量恒定不变，大约20%患者在用药过程中，要求减少剂量。

f. 药物的成瘾性可以避免吗？

答案是肯定的，合理使用药物是避免"成瘾"的关键。

合理用药的原则及方法就是上文介绍的癌性疼痛的药物治疗原则及三阶梯治疗原则。另外，特别需要强调的一点是，用药的时间也必须规律，不要等疼痛发作了才用药。既往滥用药物史或可增加"成瘾"概率。

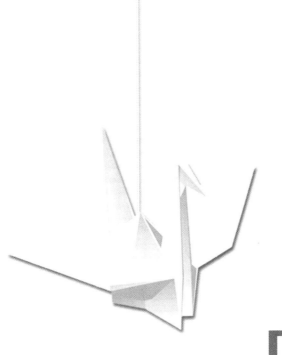

Part 9

肿瘤患者关键时候
要懂得自救方法

通过上文的介绍，可以看到肿瘤的并发症种类较多，大部分情况呈现慢性持续存在，但有时候也突然病情加重、主诉明显。此时若无法及时送去医院治疗或不懂自救方法，可能会对机体造成很大伤害及痛苦，延误抗肿瘤治疗，甚至危及生命。因此，掌握一些常见并发症发作时的自救方法非常重要。

1. 癌症疼痛的自救方法

癌症疼痛系指肿瘤压迫、侵犯有关组织神经所产生的疼痛，为癌症临床常见症状之一。中医认为，癌症疼痛的发生主要为邪毒内蓄，气滞血瘀，不通则痛，故消肿解毒、活血理气为治疗癌症疼痛的主要法则。癌症疼痛的临床表现可分为邪毒内盛型，血瘀型及气滞型，邪毒内盛型常表现为局部灼热，疼痛固定不移，触之增剧；血瘀型常表现为部分固定的针刺样疼痛，舌质黯，舌有瘀斑；气滞型常表现为痛无定处，攻窜胀痛。由于上述 3 型往往混杂互见，不能绝对分开，因而活血化瘀、理气镇痛、解毒消肿常配合应用。

用药途径除了内服外，还可采取局部外敷法。外敷药物可采用药性较猛、浸透性强的药物，可弥补内服药不足，使药物直达病所。临床常用药物如蟾乌巴布膏等。

2. 出血的自救方法

恶性肿瘤出血的主要病因如下。

第一，肿瘤组织浸润性生长，侵犯了肿瘤周围的毛细血管致使血管破裂出血。

第二，肿瘤组织由于生长过度，血供不足，营养不良，发生自身坏死溃破而出血。

第三，放射治疗损伤了血管管壁，使血管壁纤维化，通透性增加，造成渗血和溢血。

第四，放疗、化疗以后，骨髓造血功能受到抑制，血小板生成减少；或者放疗、化疗损害了肝功能，在肝脏合成的凝血因子量减少，都会造成出血。

第五，恶性肿瘤患者的血液处于高凝状态，要消耗掉大量的血小板和凝血物质，也会造成出血或加剧出血倾向。

出血量较大或出血持续不止，应立即到医院就诊。送医之前，可在家用三七、花蕊石、侧柏叶、茜草等，或用云南白药敷于患处，或口服以防治消化道出血。

3. 发热的自救方法

发热是恶性肿瘤中晚期阶段常见的症状。恶性肿瘤引起发热有多种原因，比如，癌组织生长过速，血液供应不足，引起坏死、液化和溃烂，这些坏死的癌组织被人体吸收，会引起发热；在癌组织刺激下，机体发生白细胞向肿瘤组织浸润等免疫反应，白细胞释放出的致热原也可引起发热；癌灶及周围组织合并细胞感染，或者癌组织阻塞空腔器官，使之引流不畅而继发局部或全身性感染引起感染性发热；使用某些抗癌药物，有发热的不良反应；癌症患者长期营养不良、过度消耗，致使体温调节中枢失去平衡等可引起发热。

（1）感染性发热：癌症患者的发热常因并发细菌、病毒、霉菌或寄生虫感染而起，尤其是放疗、化疗后粒细胞减少的患者更易发生。临床上有60%~80%肿瘤患者的发热是由感染引起的，表现为突然发病，高热，体温39~41℃，有或无寒战，伴有咽喉疼痛、流涕、咳嗽等呼吸道症状，出现急性淋巴结肿大和脾大等。白细胞计数高于$10.0 \times 10^9/L$或低于$4.0 \times$

$10^9/L$。

肿瘤患者的感染性发热，病之本为肿瘤引起的脏腑气血虚损或阴阳失调，有感外邪为其标，即内伤基础上的外感。临床多以低热为主症（少数可有高热），发热时作时止或发有定时，也有部分患者仅自觉发热，或五心烦热，而体温并不升高，伴发症状有五心烦热、头晕神疲、自汗盗汗、脉虚弱无力等。

药用清热去病毒，如银柴胡、胡黄连等。针刺对感染性发热有一定退热效果，手法均为泻法，上肢取曲池、合谷穴，配内关、手三里穴；下肢取足三里、阳陵泉、三阴交穴。

（2）癌性发热：癌性发热也属于中医的内伤发热范畴。中医认为，癌性发热主要是由于气血阴精亏虚、脏腑功能失调、邪实痰瘀阻滞等，都可以导致发热。治疗可取新癀片 3 片，每日 3 次口服。或用针灸法：①针刺大椎、内关、间使等穴，或熏灸气海、关元、百会、神阙、足三里等穴，可用于气虚发热的治疗。②刺期门、行间、三阴交等穴，可用于气郁发热的治疗。

4. 紫癜或皮下出血的自救方法

紫癜可分为过敏性紫癜和单纯性紫癜，后者是以出血及外周血小板减少、骨髓巨核细胞数正常或伴有成熟障碍为主要表现的常见出血性疾病，严重者可出现颅内出血而危及生命。前者是一种由于患者体内产生自身抗血小板抗体，致使血小板破坏过多、寿命缩短、数量减少为病理特征的自身免疫性疾病。中药近年来治疗本病也颇有成效，且具有毒副作用低、远期疗效好的优点。据报道，患者服用花生衣浓缩制成的血宁糖浆后，可收到满意的效果。

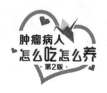

5. 腹水的自救方法

癌性腹水多由原发性肝癌、胃癌、肠癌、卵巢癌等转移所致，其中以肝癌为常见，治疗除适当利尿、补充白蛋白之外，可考虑中药疏肝理气，利湿消肿。药用大腹皮、猪苓、茯苓皮、车前子、淮山药、茯苓、泽泻等煎服。

6. 呃逆的自救方法

呃逆症，俗称"打嗝"，古无此名，《黄帝内经》谓之"哕"，后世称之为呃逆。西医认为呃逆是由于膈肌痉挛所致。肿瘤患者在放疗、化疗期间或者手术后常可见顽固性呃逆，常规对症治疗无效，配合降逆止呕的"汤剂中药"或针灸疗法常可获得满意疗效。

（1）常规方法

1）深呼吸法：比如在进食时发生呃逆可以暂停进食，做几次深呼吸，往往在短时间内能止住。

2）喝水弯腰法：将身体弯腰至90°时，大口喝下几口温水，因胃部离膈肌较近，可从内部温暖膈肌；在弯腰时，内脏还会对膈肌起到按摩作用，缓解膈肌痉挛，瞬间达到止嗝的目的。

3）屏气法：直接屏住呼吸30~45秒，或取一根干净筷子放入口中，轻轻刺激上腭后1/3处，打嗝会立即停止。心肺功能不好的人慎用此法。

4）伸拉舌头法：打嗝不止时，用一块干净纱布垫在舌头上，用手指捏住舌头向外伸拉。此时，会感到腹部有气体上升，打嗝自然消除。

5）吞气法：打嗝间断时，在口里储存一股气，咽下去（像咽饭团一样），接着再咽一次（第2次比第1次更难），根据实际情况可以此类推。咽下去的气会止住打嗝。

（2）西医方法

1）东莨菪碱：东莨菪碱 0.3 ~ 0.4 毫克，肌内注射，每 6 ~ 12 小时 1 次，直至打嗝停止。

2）胃复安：胃复安 10 毫克，肌内注射，一般用药后数小时内可见效。

3）利他林：利他林 20 毫克，肌内注射，无效者 2 小时后再重复给药。

（3）中医方法

1）中药：有报道可用华蟾素注射液 2 ~ 4 毫升，肌内注射，每日 2 ~ 3 次。一般用药 1 ~ 2 次后打嗝减轻，3 ~ 4 天后症状完全消失。也可选用旋覆代赭汤等药物治疗。

2）穴位按摩：呃逆频繁时，可自己或请旁人用手指压迫两侧的少商穴。少商穴位于大拇指甲根部桡侧面，距指甲缘约 0.6 厘米，在黑白肉际交界处。压迫时要用一定的力量，使患者有明显酸痛感。

3）穴位注射：应用异丙嗪或维生素 B_6、胃复安进行足三里或合谷穴注射。用 1 毫升注射 7 号针头抽取适量灭菌生理盐水配至 1 毫升，常规消毒穴位周围皮肤，向穴位垂直进针 1 ~ 3 厘米，抽吸无回血后将药液全部注入，每日 1 次，两侧穴位交替注射，3 天为 1 个疗程。注意：穴位注射疼痛感往往比较显著，痛觉敏感患者应避免使用。

7. 腹胀的自救方法

腹胀是消化道肿瘤常见的消化系统症状，引起腹胀的原因主要见于胃肠道胀气、腹腔肿瘤各种原因所致的腹水等，可采用皮硝外敷的方法缓解胃肠胀气、腹水引起的腹胀症状。若同时伴有腹胀、腹痛、呕吐、停止排气排便等症状，需考虑发生肠梗阻的可能，建议尽快就诊，在家中可先适当减少进食（注意避免低血糖），以及使用通便治疗，如口服香油、菜汤、石蜡油或乳果糖等，应避免使用作用过强的通便药，以防造成肠痉挛引起严重腹痛。

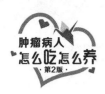

8. 咳嗽的自救方法

若咳嗽同时伴有发热、咳痰（黄色/白色黏痰、拉丝状白色痰），则应考虑呼吸道感染的可能，建议尽早到医院就诊，结合痰培养和药敏结果行静脉或口服抗生素治疗，而不提倡一味止咳。若肿瘤患者出现难以抑制的较长时间的刺激性干咳，且肺部有肿块，则应考虑由肿块造成的支气管刺激而引起咳嗽症状。不妨采用以下办法缓解"挥之不去"的"恼人"咳嗽。

（1）药物：西药往往含有可待因等阿片类成分，止咳作用强，但长期使用有一定的"成瘾"风险，如可待因片剂、新泰洛其等；中成药如川贝枇杷膏、棕色合剂等，也有不错的效果。

（2）食疗方

【陈皮生姜白蜜饮】

原料：陈皮、生姜、白蜂蜜。

做法：取陈皮、生姜适量熬水后加入少量白蜂蜜饮用。

功效：已得到部分患者的验证，确实具有良好的止咳作用。

【姜汁白蜜饮】

原料：姜汁1汤匙，白蜂蜜1汤匙。

做法：取姜汁、白蜂蜜混合后隔水加热，睡前服，连服3天。

功效：已得到部分患者的验证，具有良好的止咳作用。

【川贝蒸雪梨】

原料：川贝3克，雪梨1个。

做法：将雪梨去核，置入川贝，隔水蒸20分钟，趁热睡前服，连服3天。

功效：清热润肺，化痰止咳。